美人は「食べて」綺麗になる。

この栄養素があなたをつくる

管理栄養士

木下あおい

大和書房

[春のメンテナンスごはん]

デトックス和え物

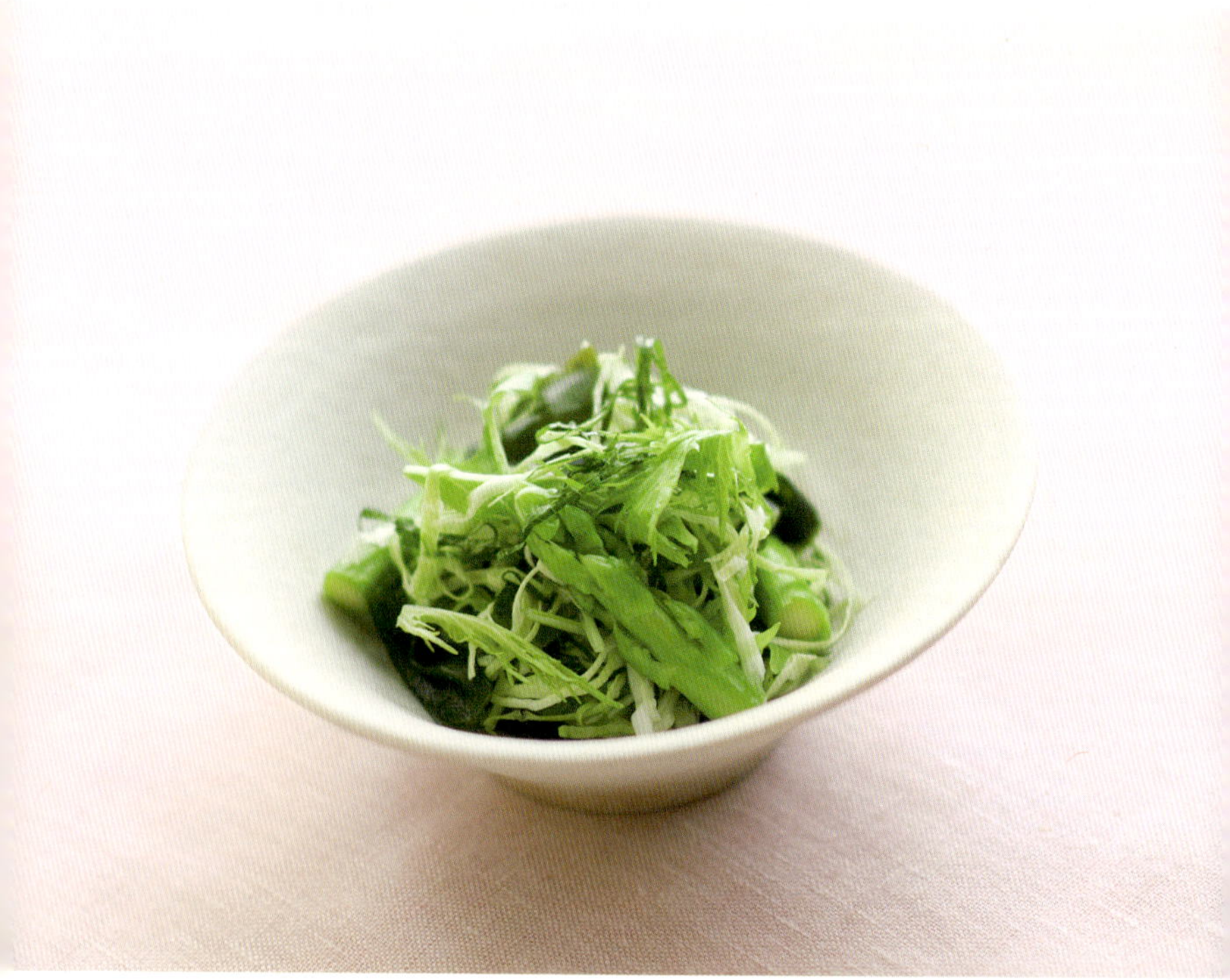

苦み野菜でデトックスするのが春のメンテナンスごはんのポイント。水菜、アスパラはビタミンCが豊富で、ビタミンB_1も含んでいますので、冬にため込んだ毒素を排泄し、代謝を促進できます。また、キャベツに含まれるイソチオシアネートは抗酸化の力をもち、身体のサビつきを防止、同時にキャベジンは胃腸を癒すので、お正月などで食べすぎて疲れた胃腸を修復してくれます。ワカメの水溶性食物繊維によって腸内環境を整えつつ、酸味をプラスすれば、むくみも軽減できます。

詳しいレシピは178ページへ

［夏のメンテナンスごはん］

美肌サラダ

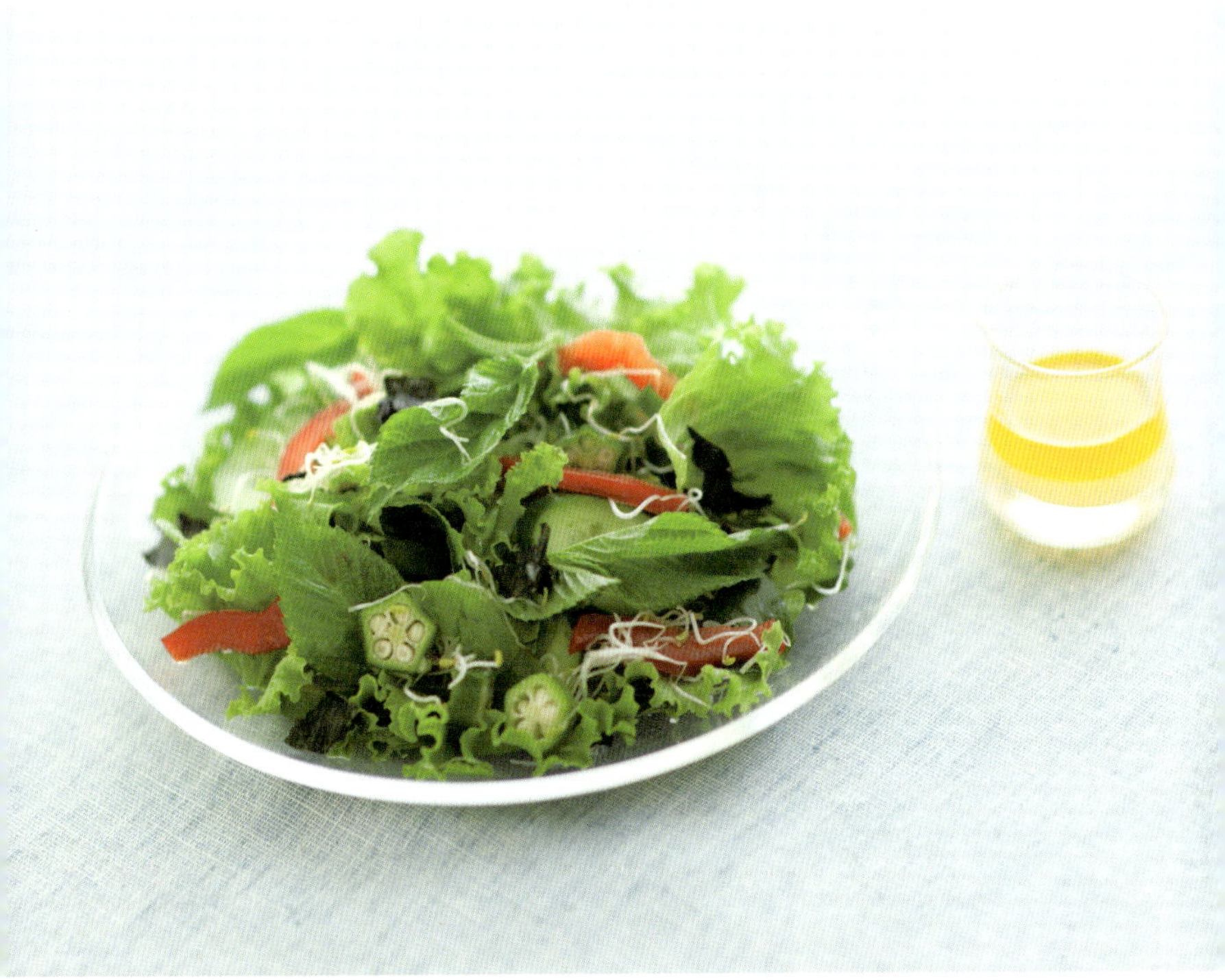

身体から熱を放出させる夏野菜でトラブルを予防する夏のごはん。ビタミンCはシミ・ソバカスの予防、ストレス解消、活性酸素を除去する力をもっています。お肌に潤いをもたらすβカロテンもモロヘイヤでとれます。亜麻仁油は、抗酸化力の強いビタミンEが含まれているので、日焼けで疲れた肌に最適。しょうゆ、コショウを加えても美味です。食べ応えを出したいときは、豆腐、納豆を加えてもOKです。

詳しいレシピは179ページへ

［秋のメンテナンスごはん］

女度アップきのこ炒め

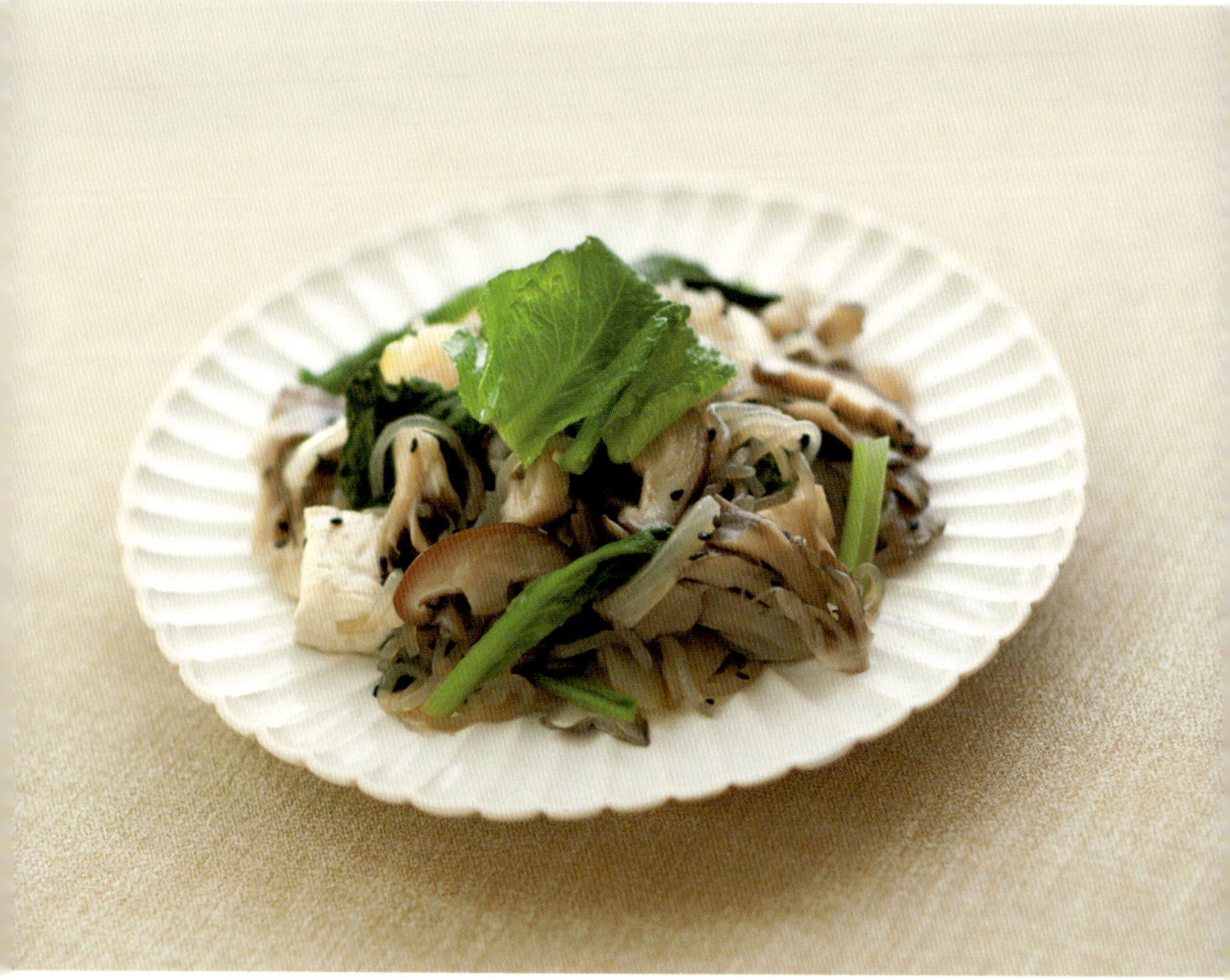

夏の疲れの出る秋は、免疫力をアップさせつつ紫外線で傷んだお肌を癒してあげるごはんを食べましょう。きのこ類は、免疫力アップのβグルカンを含みます。低カロリーなので、量を気にせず食べてOK。また白滝はほとんどが食物繊維でできているので便通を改善してくれます。小松菜は、クロロフィルという抗酸化力のある栄養素に加えて、ビタミンC、βカロテンで美肌力をアップしてくれますので、火を通しすぎず半生くらいで食べましょう。ゴマはポリフェノールで抗酸化を、ゴマリグナンという栄養素で女性ホルモンをアップしてくれます。

詳しいレシピは180ページへ

［冬のメンテナンスごはん］

具だくさんな冷えとり味噌汁

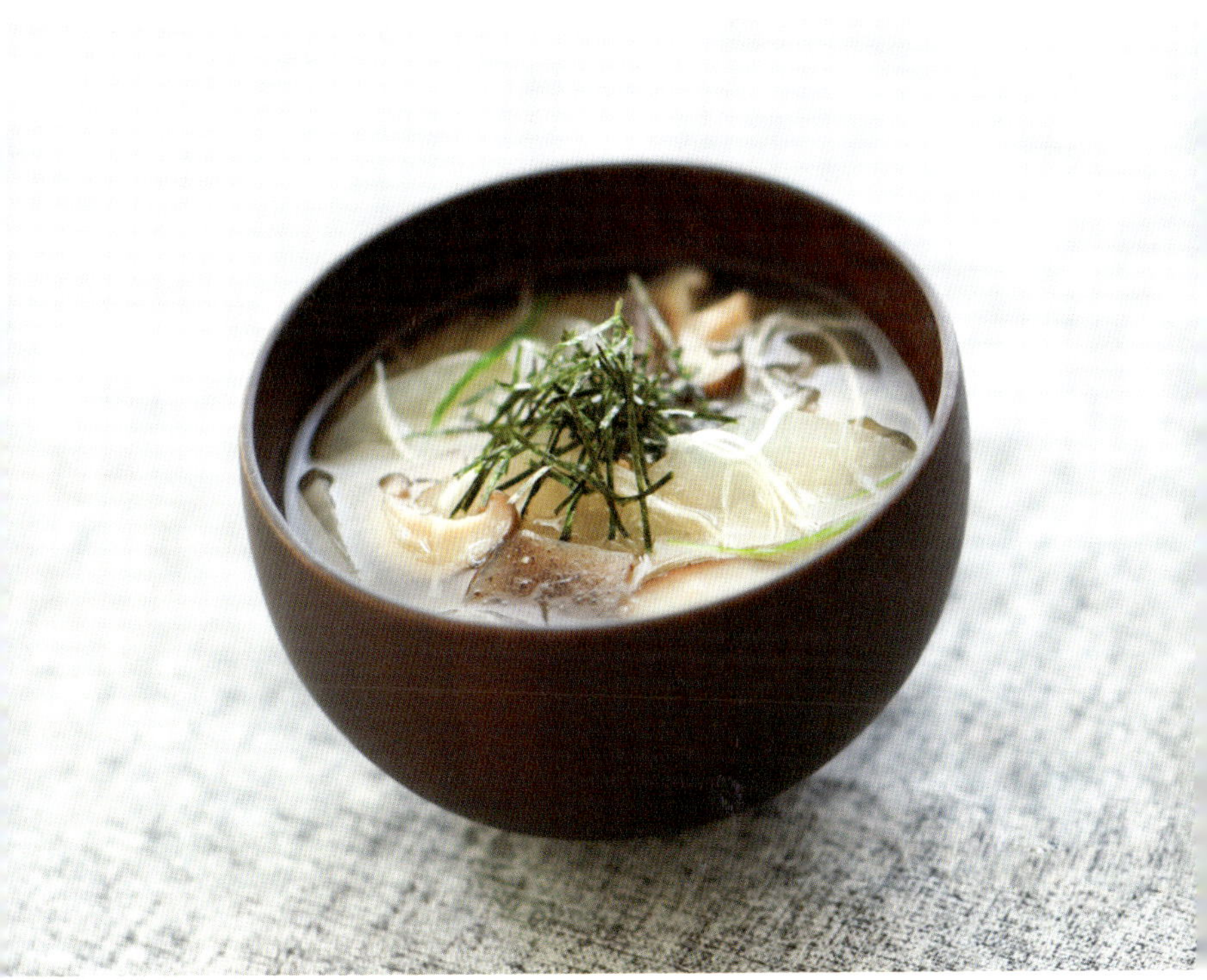

冬は毒素をため込みやすい季節。食物繊維の豊富なコンニャクで腸をデトックスし、体を温めるネギ、味噌をとって代謝を促進します。大根は糖質が低く、ビタミンCを含むのに食べ応えも増してくれるありがたい食材。糖質の高いサツマイモ、カボチャ、ニンジンはメンテナンス期間はひかえたいので、代わりに大根がおすすめです。不足しがちな海藻類はのりのトッピングで。ワカメでももちろんOKです。

詳しいレシピは181ページへ

漬物は美腸の最短の道！

残った野菜は時間とともに酸化してしまうので、
野菜の劣化を防ぐためにも漬物にしています。

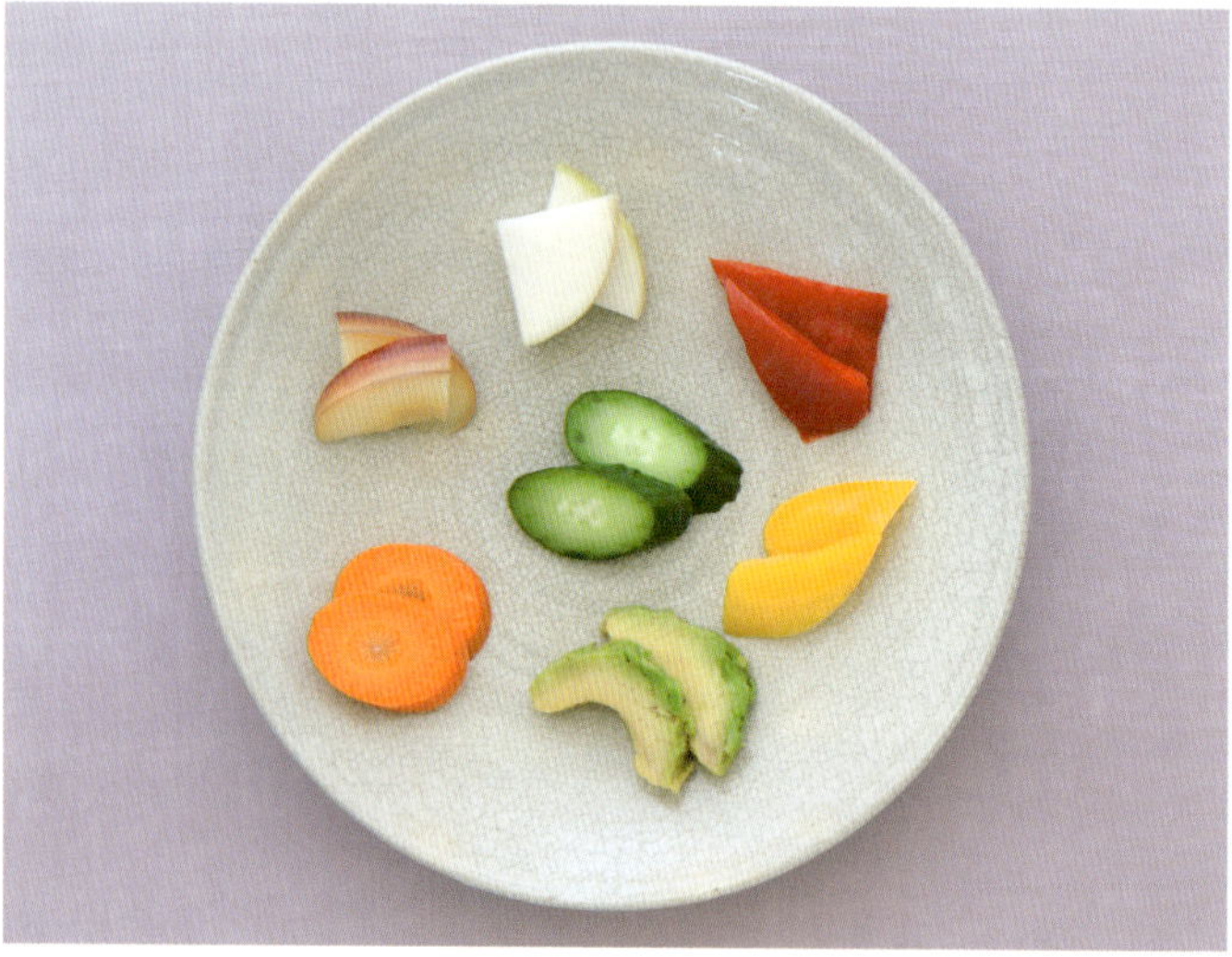

[浅漬けの作り方]

1. 残りもの野菜を適当な大きさに切る。すぐに食べたい場合は薄切りに。食感を出したいときには乱切りで。
2. 袋に入れ、塩でもみ込む。塩加減は塩気を感じるくらいにしっかりと。

※お好みで酢、しょうゆ、練り梅、薬味などをいれて味にバリエーションをだしてもOK。

[おすすめの薬味]

大葉、ミョウガ、ゆずの皮、ショウガ等。すべて千切りで浅漬けに加えます。

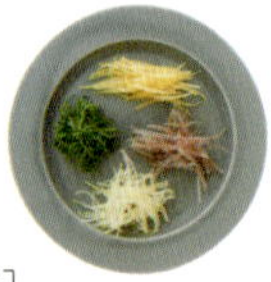

[漬物におすすめの野菜]

春・夏……アボカド、パプリカ、ミョウガ、トマト、オクラ、ズッキーニ、キュウリ
秋・冬……大根、ニンジン、ショウガ、カブ、リンゴ、きのこ類

[ぬか床]

簡単にできるぬかみそといえば「ぬか床一年生」がおすすめ。ジップロックにぬかと酵母を入れて、二〜三日に一回袋の上からもめばOKなので、とても簡単にぬか漬けができます。ちなみに、葉物野菜は水分が出るので、他の野菜と分けて漬けるほうが安心。ぬか床に水分が出てきたときには、乾燥椎茸、高野豆腐などの乾物を入れたり、ぬかの量を増やして調節しましょう。

安心のオススメ甘味料

白砂糖断ちをしていても甘い物が食べたいとき、
またはスイーツをつくりたいとき、天然の甘味料を使うと安心です。

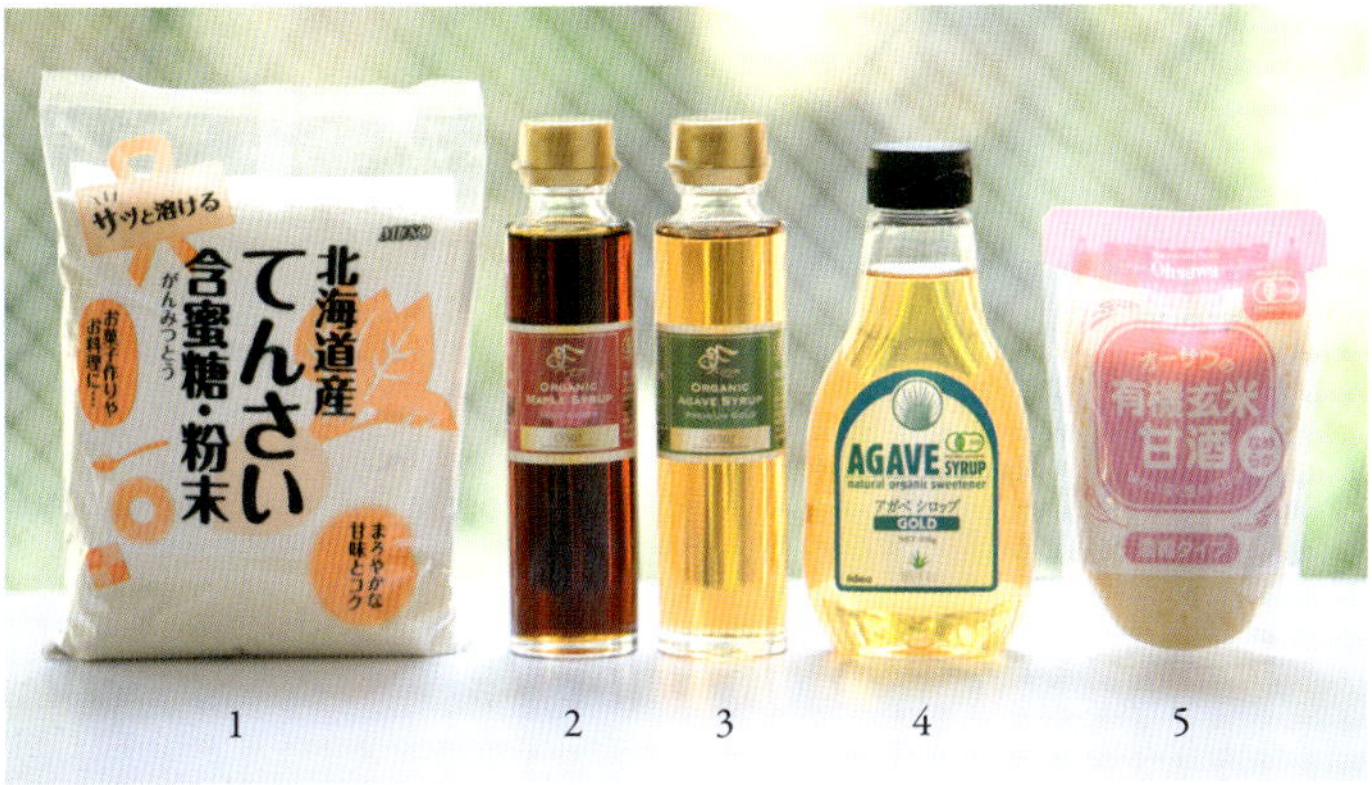

1 | **てんさい糖**
リマネットショップ　http://lima-netshop.jp/
北海道産の砂糖大根からとれる甘味料です。身体を温める力をもちますが、色が濃いものは煮詰めてあるものなので、AGE（40ページ参照）を考えるなら、できるだけ色が白いものがおすすめです。

2 | **メープルシロップ**
オーガニックキッチン　http://www.organic-space.com/
サトウカエデの樹液を煮詰めた、香りの高いメープルシロップ。米あめよりも軟らかいのでお菓子作りには最適です。カルシウムや鉄分、体内の余分な水分を排出するカリウムなど栄養価も高いです。

3 | **ブルーアガベシロップ**
オーガニックキッチン　http://www.organic-space.com/
アガベシロップの中でも、最高品種といわれるブルーアガベ。甘みは強いのに、普通のアガベよりさらにGI値の低いのが特徴です。

4 | **アガベシロップ**
マクロビオティックWeb　http://macrobioticweb.com/
竜舌蘭という、メキシコ原産のアロエに近い植物からとれる甘味料です。酸味やクセがなく、結晶化もせずに低温でも溶けやすいので、砂糖の代わりに幅広く使用できます。近年、アガベシロップは低GI値で血糖値が上がりにくい甘味料として人気です。

5 | **甘酒**
リマネットショップ　http://lima-netshop.jp/
有機玄米からつくられた、甘味料を添加していない濃縮タイプなので、味が濃くてパンチがあります。

お取り寄せスイーツ

白砂糖不使用、グルテンフリーの安心のお取り寄せスイーツ。
味もおいしいので手土産にしても喜ばれます。

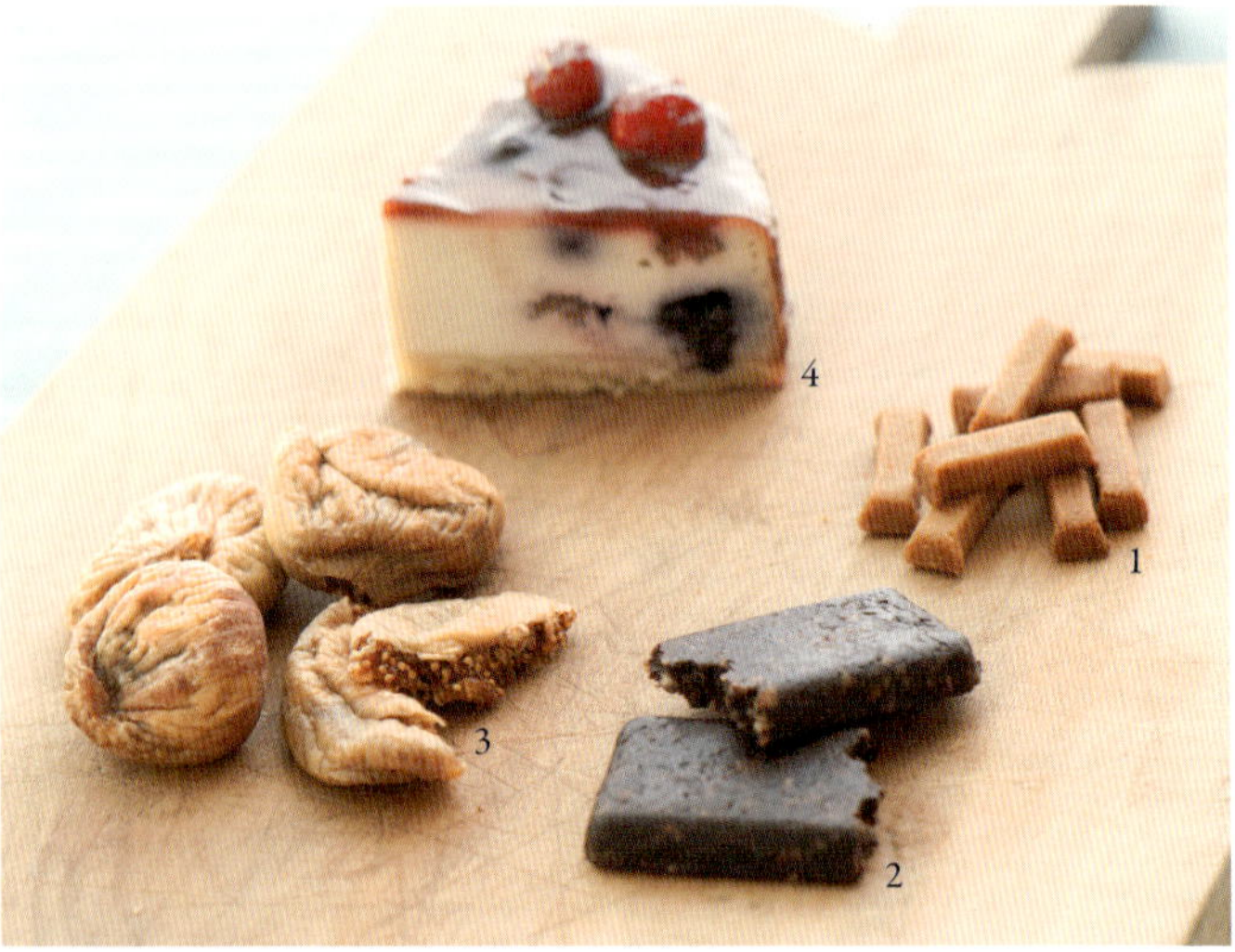

1 グルテンフリークッキー

茎工房　http://www.kukikobo.co.jp/

小麦粉を使用しないグルテンフリーのクッキー。シナモン風味。小麦粉の代わりにホワイトソルガムの全粒粉を、砂糖の代わりにアガベシロップを使用しています。ホワイトソルガムとは食物繊維・ミネラルが豊富でグルテンフリーの穀物。

2 フルーツバー

リマネットショップ　http://lima-netshop.jp/

植物性原料100%のフルーツバー。有機フルーツをたっぷりと配合し、砂糖・添加物不使用のグルテンフリーで4種類の味があります。食物繊維も豊富なのでデトックス効果も♡

3 ドライフルーツ 白いちじく

オーガニックキッチン　http://www.organic-space.com/

甘味料無添加のドライフルーツは食物繊維が豊富で甘味もあるので、甘い物を欲しているときにとくにおすすめ。大きいいちじくやプルーンを選ぶと「食べた感」が増して満足感もアップ。

4 ベリーの豆腐チーズケーキ

ナチュラルスイーツ みき工房　http://www.nsmk.jp/

チーズの味がするのに、乳製品、卵、白砂糖不使用のケーキです。ふわっとなめらかな舌触りは豆腐素材。フランボワーズとブルーベリーも入っています。

はじめに

「綺麗になりたいからダイエットをしよう」

そんなふうに思って食事を意識しはじめる人は多いと思います。

もちろん、実際は必ずしも「痩せる＝美しくなること」とは限りません。

それでもやっぱり私は、「綺麗になりたい」という気持ちが食事を見直すきっかけになるのは素晴らしいことだと思っています。

前著『美人はコレを食べている。』にて、「美しくなるダイエットとは、身体が喜ぶものを楽しく選んで食べること」とお伝えしました。

私は、「何を食べたら太ってしまうか？」というようなネガティブな観点ではなく、「何を食べたら美しくなるか？」という観点で、楽しみながら食事することを大切にしてほしいと思っています。

綺麗になりたいと思う気持ちが強いほど、食事に対して、「〜しなければならない」「ダイエットはつらいもの」と振りまわされて苦しんでしまいます。

でも、**私が提唱する食事法には、基本的に食べてはいけないものはありません。**

本書の中では、美しくなるためにおすすめの食べ方の提案はしていきますが、必ずそうしなければいけないわけでもありません。私がこだわるのは**「何をどんなふうに食べるか」**。食についていては無限の選択肢がある中で、「身体を想う視点で選択する」ということが大切だと思っています。

「何を選ぶか」にこだわると、今日食べたもので明日からの自分が確実に変わっていきます。

私たちの身体は60兆個ともいわれる莫大な数の細胞からできていて、そのひとつひとつが毎日食べたものに含まれる栄養素によってできています。

だからこそ、自分に不足しているもの、逆にとりすぎているものを理解し、適切なタイミングで補給する。そうすれば、自然に身体が内側から整い、美しくなります。

もしも特別な病気でもないのに体調不良や肌荒れが続いて悩んでいる人がいるとしたら、それは「食事を見直して」という身体からのサインです。

本書では管理栄養士として、前著よりさらに細かくトラブル対策や栄養素について書きました。また、食べすぎてしまいがちな外食のときに、「何を、どういう順番で、どんなふうに食べるか」についても書いています。同じ栄養素でも、調理法によって栄養価が下がるもの、逆にぐんと上がるもの、料理の魔法はたくさんあります。巻末には、少ない食材でもすぐにできる簡単メンテナンスレシピもありますので、ぜひ参考にしてください。

そして、なによりも食事を変えることで日々変化していく自分の肌や身体を感じ、「もっと自分は変われる」「自分で自分を綺麗にする」と、毎日ときめいてください。

「幸せが中心にあって、成功はその周りを回っているのである。」

ショーン・エイカー『幸福優位7つの法則』

ショーン・エイカーは、ポジティブ心理学の第一人者です。彼は、成功したから幸福になるのではなく、今を幸福だと感じる前向きな気持ちが、成功につながる力になると考えているのです。

ダイエットや綺麗を目指すこともこれと同じです。

今までは、「痩せて綺麗になったら幸せになるんだから、今はつらくてもがんばる」と、「今」を犠牲にしてきた人が多いと思います。

でも、これからは「なりたい自分になる過程も楽しんで、今の自分に幸せを感じる。今幸せだから、この先はもっと幸せになる」と根拠のない自信を持って、ワクワクしていきましょう。我慢やつらいと感じることは、もう手放して大丈夫です。代わりに、自分が心地いい、楽しい、と感じることを選択しながら、私たちの大切な身体と心をつくる食事を整えていきましょう。

この本を手に取ってくださった皆さまが、もっともっと楽しく食事をして、より一層美しくなりますように。

あなたが幸せに満ちた毎日を手に入れることを心から願っています。

美人は「食べて」綺麗になる。CONTENTS

第1章

身体を自分でデザインする

第2章

女性らしい身体をつくる食事法

第3章

「外食ごはん」で太らないコツ

第4章

トラブル別お悩み解決「栄養素」

第5章

いつまでも美しくいるために

美人は「食べて」綺麗になる。

第1章

身体を自分でデザインする

何をどんなふうに食べるかで「美人度」が決まる

「この食べ物は○○キロカロリーだから食べるのをやめよう」
「このお菓子はヘルシーだから大丈夫」
など、カロリーに縛られた見方で食べるものを決めていると、時に苦しくなってしまいますよね。そのうえ、**摂取カロリーを少なくすれば「美しくなる」というわけでもありません。**

たとえば、一日の摂取カロリーの目安（身体に必要なカロリー）がだいたい1700キロカロリーだとした場合、それよりも下回る1500キロカロリー以下の食事をしていれば、数字のうえでは痩せる計算になります。

ところが、その1500キロカロリーの内容が、身体をつくる栄養素の入っていないものばかりであれば、むしろ逆効果。**脂肪をため込みやすい身体になって、必要な**

栄養素は足りていないという悲劇が起きてしまいます。

昔の私はまさしくそうでした。

あらゆるダイエットを続けて見た目は細くなりましたが、美しい肌やバランスのとれた身体は手に入りませんでした。毎日何度も体重をはかって、その数値によって一喜一憂してはイライラする毎日……。そこから解放されたいとさまざまな学びを進める中で、綺麗になるために必要なことはカロリーをおさえることではないのかもしれないと感じ始めました。そうして、食事を見直すことをスタートしたのです。

それから、「肌を綺麗にすること」「髪のツヤをとりもどすこと」「毎日を前向きな気持ちで過ごすこと」というように、意識を体重の数値以外の変化に移してみることにしました。

すると、必要なのは身体を整える栄養素を意識し、足りないものを食事できちんと補い、とりすぎているものを減らしていくことだという当たり前の事実に気づくことができたのです。

これらを意識した食事にしてからは、重症だった便秘が解消され、パサパサだった髪はしっとりと落ち着き、肌にみるみる透明感が出てきました。

美しくなるためには、食べ物のパワーを借りることが必須です。

「食べないためにどうするか？」ではなく、「何を食べたらいいのか？」とポジティブに考えることが私たちを助けてくれます。

フランスの有名な美食家のブリア・サヴァランという人物の言葉に、「あなたは、あなたが食べたものでできている」というものがあります。

つまり、**何をどんなふうに食べていくかによって、今後いくらでも自分の肌や身体を美しくつくり変えていくことは可能だということです。**

食べることは綺麗になるチャンスです。

だからこそ、やみくもにカロリーの低さだけで食べるものを選んだり、おなかを満たすだけの出来合いの食べ物ばかりを買ったりするのはもったいないこと。自分で自分の身体を汚すような食事は今日で終わりにしましょう。

綺麗になるために意識したい代表的な栄養素は、大きくは次のものです。

◎たんぱく質

◎ビタミン

◎ミネラル
◎食物繊維
◎フィトケミカル

とくに、「植物の化学物質」であるフィトケミカルについては、アンチエイジング効果が高いといわれる重要な成分です。この本にも何度か出てくる「ポリフェノール」や「リコピン」などはこのフィトケミカルの一種。私たちの身体がサビつくのを防いでくれる大きな力なので、ぜひ味方につけましょう。

また、綺麗になる食べ方としておすすめなのは、

◎青菜をたっぷり食べる
◎たんぱく質をしっかりとる
◎食物繊維を毎食食べる
◎カラフルな食材を買う
◎よく噛む

◎女性らしく美しく食べる

の六つです。私の提唱するインナービューティーダイエットの基本は、ここから始まります。

カロリーではなく「食材」と「食べ方」に意識を向ければ、身体は必ず変わります。ぜひ今日から一緒にはじめましょう。

「糖質オフ」は一～二週間まで、三～四週間目は「食事作法」に注意

ダイエットをしたことがある人であれば、必ずといっていいほど挫折も経験していますよね。そのくらい、「ダイエットは続けるのが難しい」というイメージがあります。

そこで、私のサロンではそんな悩みを払拭《ふっしょく》できるように、ダイエットの時期によって食べ方を変えるようにしています。

まず、**ダイエットをはじめた最初の一週間は、「今日一日だけがんばってみよう」と思うようにします。**この先ずっと続いていくダイエット生活を思うと、あまりの長さに辟易《へきえき》としてしまい、はじめる前から及び腰になってしまう人もいます。

ですから、まずは一日単位でダイエットをスタートします。毎食「この食事だけ」と思う気持ちで乗り切って、気づいたら七日間たっていたと思えたら成功。「いつの

間にか一週間のダイエットに成功した！」と気づくと、気持ちがとてもラクになります。

具体的には最初の一週間から二週間では、「夜の糖質」をコントロールします。

はじめの一週間はスタートダッシュが大切。気合いを入れて、糖質を徹底的にコントロールすることをおすすめします。**徹底して糖質をカットすると、すぐにムダなお肉が減っていくので、モチベーションが上がります。**

私たちの身体は糖質をとることによって血糖値が上がります。すると、上がった血糖値を下げるために、身体からはインスリンと呼ばれるホルモンが分泌される仕組みになっています。

身体に必要な糖質は、インスリンによってある一定量は体内に蓄えることができますが、それ以上にとりすぎた糖質は、いつかのためのエネルギーとして中性脂肪になって蓄積されてしまうことになります。

ですから、糖質をとり込みすぎないようにすれば、すでに体内にある脂肪細胞は燃焼の対象になり得るということです。「外から入ってこないのであれば、内側にあるものを使おう」と身体が判断して、今ある脂肪を優先的に燃やしていくことになるからです。

血糖値を上げやすい糖質は、精製された小麦粉や米、砂糖のほかにも、イモ類やフルーツなどさまざまなものに含まれています。

そこで一～二週間目では、精製された糖質、主食やデザートとなる、

◎白米
◎パン
◎パスタ
◎ピザ
◎フルーツ
◎お菓子

を夕食からカット。そして、糖質の高い野菜である、

◎カボチャ

◎ニンジン
◎サツマイモ
◎ジャガイモ

などもひかえめにすると、効果を早く感じることができます。
そして、主食を減らした代わりに、

◎青菜
◎ブロッコリー
◎ネギ
◎大根
◎白滝
◎きのこ類
◎モヤシ
◎豆腐

といった糖質が低い旬のものをたっぷり食べるようにします。
まずはこれでガクンと体重が減るのを実感できるでしょう。

そして、ダイエット生活が三～四週間目に入ると多くの人は、これまで目に見えて減っていったはずの体重が横ばいになってきたことに目がいってしまい、最初の頃の目標を忘れてしまいます。

大切なのは、体重を落とすことではなく、血液レベルから美しくなること。肌や身体にトラブルのない、調和のとれた心地いい自分になること。

気になる体重から目をそらすため、三～四週間目からは「美しい食事作法」の基本にたち返って食べるようにしていきます。三週間目に入ったら、糖質制限がきついようなら緩めても大丈夫。主食がどうしても食べたかったら、玄米にしたり、糖質の多い野菜はいつも通り食べましょう。

それよりも大切なのは、食べ方です。

基本の食事作法とは、「背筋を伸ばす」「箸を置く」「よく噛む」ということ。

丸まった背中で食べている人は、せっかくの美しさも半減してしまいますし、箸置きを使わずに常にお箸を片手にガツガツ食べてしまうと、おおざっぱな印象を与えてしまいます。口に入れたものをよく噛まずに次から次へとハイスピードで料理をたいらげてしまうと、食べ過ぎや膨満感につながってしまいます。でも、ほんの少し綺麗な食事姿を意識するだけで、自然と理想の美しい女性に近づいていきます。

また、**三～四週間目からのダイエットでは、料理にコクをプラスして、飽きないように味付けを工夫することも大切です。**コクのだし方については次項で詳しくご紹介します。

「ダイエット中の食事は、我慢が必要で、おいしくないもの」ではありません。

ダイエット中でも「食べておいしい」と感じる味に仕上げればいいのです。

食べることは美しくなること。

食べ方も味付けも自由です。

ただ一つ、「身体を想いやる食事かどうか」の軸を持ち、食事の楽しみは忘れないようにしましょう。

この基本を大切にすると、「なんだか調子がいい」という自分がスタートします。

「コク」と「旨み」で満足感をアップする

野菜をたくさんとり入れる食事を続けていると、味覚がとても敏感になります。素材本来のおいしさを丁寧に味わっていると、舌もそれに慣れていきます。自然と化学的なものはおいしくないと感じ、反対に素材の旨みを十分に活かしたものをおいしいと感じるようになるのはうれしいことです。**綺麗な人にグルメが多いのは、そんなリセットされた舌を持っていることも関係しているのかもしれません。**

ところで、野菜中心の食生活だからといって、いつも味付けの薄い調理を心がけないといけないというわけではありません。コクや旨みをしっかりと味わえる料理など、自分がおいしいと思う味にして「食べる楽しみ」は大切にしましょう。

では、料理にコクを出しつつ栄養バランスを考えた調理をするためには、どうしたらいいでしょう。

一般的に、料理にコクを出したい場合は油を活用するパターンが多いと思います。炒めものに油を多量に入れれば、手軽にコクを出すことができます。

ですが、火を入れると油は酸化してしまいます。酸化した油は、私たちの身体も酸化させてしまうエイジングの問題児。ここでは、油ではなくコクのある食材を活用して、おいしい調理をするように心がけましょう。

料理にコクをプラスするには、「出汁」を上手に活用することです。手軽にとれる出汁は天然の野菜からとれる旨み。お味噌汁をつくる際、煮物をする際、野菜を低温でウォータースチーム（鍋に少量の水と野菜、塩ひとつまみを入れ、フタをして野菜から水分を引き出す調理法）すると、甘みが引き出され、味の仕上がりが大きく変わります。また、乾燥椎茸のもどし汁を活用して料理をすることもそうです。鼻へ抜ける香りと旨みがおいしさを引き上げます。

また、**アボカドやナッツ類、ゴマや豆腐などもおすすめです。**これらの食材は、単品でも味わいが深くておいしいと感じますが、さらにコクと旨みを感じたいのであれば、そこに味噌やしょうゆ、酢やみりんといった発酵調味料を組み合わせて加えると、驚くほどおいしくてリッチな味わいの料理が完成します。

発酵調味料については前著『美人はコレを食べている。』でも詳しくお伝えしましたが、ポイントは「本物の」発酵調味料であること。たとえば、甘さのあるコクを加えたいときは「みりん」をセレクトしますが、**「みりん風味」の調味料ではなく、本物の「みりん」であることが美の秘訣。**

みりん風味調味料には、醸造アルコールや甘味料、保存料など腸を汚しかねない添加物が入っていますが、本物のみりんにはこれらのものは入っていません。味噌やしょうゆなどそのほかの発酵調味料も同様に、原材料名が記載されているラベルでチェックして、本物の調味料を活用するようにしましょう。

さらに、基本の発酵調味料があれば、オリジナルの調味料を自分でつくることもできます。

たとえばケチャップは、味噌とトマトペーストとみりんをすべて小さじ2ずつ混ぜることで簡単にできます。そこに少量のバルサミコ酢を入れて煮詰めれば、発酵調味料だけでより濃厚でおいしいオリジナルのソースができあがります。

私の場合は、同じようにしてポン酢やめんつゆなども手づくりしています。めんつゆは水2分の1カップにしょうゆとみりんを大さじ2ずつ混ぜればＯＫ。甘めが好きな方は、みりんを増やして、お好みで調整してください。

ポン酢の場合は、先のめんつゆレシピに酢を大さじ1入れれば簡単にできます。

オリジナル調味料のいいところは、美肌の強い味方となり、食べるほど美しい身体になるところ。また、味が自分の好みになるのもうれしい点です。市販のものと比べると甘すぎず塩辛すぎず、自分にとってちょうどよくおいしくなるように調合できるので、満足度の高い仕上がりになります。

それに、**冷蔵庫の中がスッキリするのも魅力的。**「〜の素」「〜ソース」「〜のタレ」のようなものを次々と買っては使い切らないまま冷蔵庫に入れっぱなし、いつのまにか賞味期限が切れていた、なんていう経験はありませんか?

基本の発酵調味料だけを用意しておけば、もう市販のソースを買う必要はありません。調味料のかけ合わせでオリジナルの調味料をいくらでもつくれるのですから。

「本物の発酵調味料は値段が高いから……」と躊躇《ちゅうちょ》することがあっても、さまざまな市販の調味料を買ってはムダにしていることを考えると、結果的にはリーズナブルなお買い物になるケースは多いものです。身体だけでなく、冷蔵庫までスリムになる発酵調味料のおいしい使い方、ぜひ試してみてください。

脂肪を どんどん燃やす食べ方

身体についてしまった脂肪を積極的に燃やしていくためには、「よく噛む」ことが手助けしてくれます。これは前著から強調してお伝えしている「綺麗になる食べ方」でもっとも大切なことです。

噛むことのメリットは大きくわけて三つあります。

一つ目は、栄養をきちんと吸収できるようになる、ということ。

栄養価の高い食べ物を食べても、よく噛まずに飲み込んでしまえば、食べ物のパワーはきちんと取り込めません。植物の栄養は、芯や種、皮などの固いところに凝縮しているので、しっかり噛んで細胞を壊すことで、はじめて身体に入ってくれます。

そして、噛んでいる間も「今、私はこの食べ物の栄養を、自分の身体の隅々まで届けようとしているんだ」と意識します。

よく噛まれた食べ物はスムーズに胃腸まで運ばれ、栄養素も吸収しやすくなるので、いいことづくめですね。

二つ目は、**食事をすることで消費するエネルギー量が上がり、脂肪燃焼につながるということ。**

食事をした後で身体がポッポと熱くなるのを感じたことはありませんか？　あれは、「食事誘発性熱産生」という「食事で消費するエネルギー」なのです。よく噛むことによって内臓が活発に動き出し、エネルギー消費量が高まります。

食事誘発性熱産生が高ければエネルギー消費量が上がって痩せやすくなりますし、体温も上がりますので、冷え対策にもなります。

また、よく噛むことで、噛んだ刺激が脳に伝達されて脳内物質が分泌されます。分泌された脳内物質によって代謝が促進されると、「脂肪分解」と「脂肪燃焼」をうながすというのが医学的見地からもいわれています。

三つ目は、**老化予防になるということ。**

唾液の中にはパロチンと呼ばれる老化予防のホルモンや、成長ホルモンが含まれます。噛むほどにこのホルモンは血液を介して全身をかけめぐり、身体の老化予防にもつながるといわれています。

最後にもう一つつけくわえると、**よく噛むことは口のまわりの筋肉を使うので、ホウレイ線をできにくくする効果も見込めます。**

このように、よく噛むことと綺麗になることは深く関わりがあることなのです。

「こんがりキツネ色」が肌を老化させていた！

ここ数年、「糖質ゼロ」「糖質○％オフ」といった表示のある食べ物や飲み物が、大変多くなっています。「糖質」は、メタボ気味の中年男性や糖尿病などの病気を患っている人だけに関係することではありません。女性が美しくなるためにも重要なキーワードになります。

甘い物を避けるのはダイエットのためと思われていますが、実はその他にも糖質が私たちの身体に大きなダメージを与えていることがわかったのです。

それが**「糖化」**という現象です。

糖化とは、必要以上に糖質をとりすぎることで、余った糖が体内のたんぱく質と結びついて〝糖化したたんぱく質〟を生成してしまうことをいいます。

糖化が起きても初期であれば、糖の血中濃度が下がるとたんぱく質も元にもどりますが、問題は高濃度の糖分に長時間さらされた場合。糖化したたんぱく質が変性して劣化していくことで、ＡＧＥ（最終糖化産物）と呼ばれる物質ができてしまうのです。

ＡＧＥは、美肌の大敵です。美肌のもとであるコラーゲンは、たんぱく質の一種。**このコラーゲンの材料にもなるたんぱく質がＡＧＥに変わってしまうことで、肌から弾力を奪い、シミやシワ、たるみやくすみといった肌トラブル全般の原因になってしまいます。**赤ちゃんの肌がぷるぷるでシミひとつない理由も、このＡＧＥがほとんど生成されていないからともいえます。

しかも、やっかいなのは、**ＡＧＥは一度できてしまうと、元にはもどれないということ。**焼いてしまった魚が刺身にはもどれないように、私たちの身体もできてしまったＡＧＥを消し去ることはできません。

ＡＧＥが増えていけばいくほど、私たちの肌の細胞はかたくてもろくなり、ベビー肌とはかけ離れていってしまうのです。恐ろしいですよね。

だから私は、甘い物が大好きですが、甘い物を選択することをやめました。

いくら高価な化粧品を大量に塗って入念なケアをしても、**甘い物を食べ過ぎていては私たちの肌は老けていってしまう一方だとわかったからです。**

ここまで説明すると、サロンでもほとんどの生徒さんが「ＡＧＥがダイエットと美肌の敵だということは十分わかったけれど、じゃあどうしたらいいの？」と不安そうな顔つきになります。

でも、安心してください。食事の力で必要以上にＡＧＥを増やさないようにすることは可能です。昔の自分と比べて肌の衰えを感じてきた人は、ＡＧＥが原因かもしれません。

具体的にＡＧＥを増やさない食生活のポイントは二つあります。

ひとつは、糖化を予防する食材を積極的に食べるようにする方法です。

たとえば、糖化反応を阻害するα－リポ酸を含む、ほうれん草やインゲン、トマトなどの緑黄色野菜を積極的に食べる。なかでもとくにおすすめなのは、身体をサビさせない抗酸化成分を２００以上も含むといわれている**ブロッコリー**です。

また、ブルーベリーやラズベリー、クランベリーなどのベリー類も、ポリフェノールの一種のアントシアニンを含み、糖化や抗酸化作用が期待できるといわれています。

そのほかにもオクラや納豆、モロヘイヤといったネバネバ食品や、食物繊維を多く含むヒジキやワカメなどの海藻類もいいですね。

加えて、外食先でお手軽にできるAGEを増やさない食事のコツも知っていると、安心です。

たとえば、オーダーしたメニューをそのまま食べるのではなく、**お酢またはレモンがあれば、さっとかけて食べること。**たったひと手間で、ビタミンCとクエン酸が血糖値の上昇を防ぎ、AGEの発生を抑える働きがあるので、ぜひ試してみてください。また、糖質のとりすぎを抑えるためにも、シメの白米、うどん、ピザなどの精製された糖質は、なるべくひかえることをおすすめします。

AGEを増やさない食生活の二つ目のポイントは調理方法にあります。

結論からお話しすると、**食材を長時間、高温にさらすような調理法は注意しましょう。**

AGEは加熱時の温度が高いほど多く発生します。ですから、油を使って調理の温度を上げたり、じっくり焼いて「こんがりキツネ色」になった料理はAGEがたっぷりで、老化の元になります。

そのため、**肉は糖質が低いといわれる食材ですが、調理方法によっては老化を早める食べ物になることもあります。**ウェルダンよりはミディアム、ミディアムよりはレアのほうがＡＧＥの発生は少なくなります。

もちろん温度の問題は肉料理だけではありません。

すべての食材でいえることとして、ＡＧＥを増やさない調理法の順番は「生」がいちばんで、「揚げる」がいちばんＡＧＥを発生させやすくなります。

「生」→「蒸す」→「炒める」→「焼く」→「揚げる」

という順番です。

私がサロンで伝えている、油を使わずに水で蒸して調理するウォータースチームは、ＡＧＥを増やさない代表的な調理法といえるでしょう。

ちなみに、ベーコンやソーセージなどの燻製《くんせい》食品も要注意。燻製食品は、高温でじっくりと燻《いぶ》されているので、ＡＧＥを多く含んでいます。食材はできるだけフレッシュな状態で食べたほうが、ダイエットや美肌づくりにはよさそうですね。

もちろん、糖化が起きるのは肌だけではありません。**身体のあちこちで糖化が起きれば、どんどんサビついて全身の細胞が老化していくことになります。**

いつまでも輝いているための最初のステップとして、今日からＡＧＥを意識してみませんか。

綺麗な人のキッチンに必ずある五つの食材

「忙しくて買い物に行けない」「毎日、自炊するのは難しい」ということ、ありますよね。そんなとき、綺麗な肌や身体づくりのためにキッチンに常備しておくとお得、という食材があります。

手軽で保存がきくジャンクフードやレトルト食品を、身体や肌を綺麗にする万能食材に少しずつシフトしていくことは、美しさをつくる近道です。

◎その1　青菜、タマネギ、キャベツ、大根

野菜は、私たちの綺麗をつくる基本の食材。なかでも、キッチンにあると便利なのは「青菜」「タマネギ」「キャベツ」「大根」の四種の野菜です。

いずれも生で食べてもおいしいし、スープやサラダ、和え物などどんな料理に使っても、それぞれの持ち味を活かした仕上がりになるので重宝します。

青菜以外は、比較的日持ちがするので、毎日少しずつでも食べたいところです。大根の旬は秋〜冬にかけて。春夏は旬をはずれますが、食べ過ぎた後のメンテナンス食材として一年中重宝します。

青菜は、青い葉っぱの野菜全般を指しますが、旬のものは栄養価が高くて値段も安く、なによりおいしいのでおすすめです。**秋から冬にかけては小松菜やほうれん草、青梗菜《ちんげんさい》、春菊、ニラなど。春から夏にかけては、菜の花やモロヘイヤ、つるむらさきなど。**季節によって変わるラインナップを楽しんで料理してみましょう。

青菜は生で食べるのがいちばん栄養を豊富に摂取できる食べ方ですが、さっと茹でておひたしにしたり、料理の仕上げにトッピングとして加える方法もあります。

たとえば、ウォータースチームで調理をするときなど、仕上げの段階で鍋の中に3センチ幅程度の青菜を料理の上にのせて、鍋のフタをしめ、1分程度火にかければ完成です。

あえて別のお鍋で茹でたり、煮込んだりしなくても、自然と鍋の中の余熱で温められてしんなりとするため、生で食べるよりも一度にたくさんの量を食べることができます。茹でる際のビタミンCの流出も防げるので一石二鳥です。包丁を使わずに、ちぎるだけでもOKですよ。

実際、長年肌荒れで悩んでいたサロンの生徒さんが、少量でも青菜を毎日食べ続ける食生活にしたところ、三カ月後には別人かと思うほど綺麗になり、吹き出物も消えてツルツルになっていました。青菜の美肌効果を実感する出来事でした。

ちなみに、ほうれん草や春菊は生食よりも茹でてから食べるようにしましょう。生食だと、**シュウ酸という成分が、せっかく野菜に含まれている鉄分とカルシウムの吸収を阻害してしまうので要注意です。**

◎その2　乾物全般

切り干し大根や乾燥椎茸、ワカメやヒジキといった太陽の光を目一杯浴びてつくられる乾物は、昔から日本に伝わる優秀な食品です。天日で乾燥させることによって旨みや香りが増すだけでなく、**ビタミンやミネラルなどの大切な栄養素が凝縮されることがわかっています。**

乾物料理は手間のかかる煮物をしなくてはいけない、というイメージがある人は多いかと思いますが、そんなことはありません。

「おいしいお味噌汁が飲みたい」と思ったとき、わざわざ具材の野菜を買いに走ったり、出汁をとったりするのはとても面倒なこと。ですが、乾燥椎茸のスライスとワカメをマグカップに入れて適量の味噌とお湯を入れて1分も待てば、インスタントお味噌汁もできます。無添加で出汁もとれて、具として食べることもできる超スピード美容料理です。

ウォータースチームの際、水の代わりに椎茸のもどし汁を入れると、コクも増して美味です。

切り干し大根はさっと洗ってレモン果汁でもみこむと、甘みが出ます。そのまま火を通さずに食べてもおいしいですし、彩り野菜と塩麹と一緒に和えていただくのもおいしいです。お味噌汁にもすぐに入れられて甘みが出るので、私は大好きです。

乾物はこのように使い方しだいで応用がききますし、長期保存もできますから、常備しておくと大変便利です。

◎その3　漬物

ぬか漬けのおいしさと美容効果をまだ知らない人にとっては、「なんだか面倒くさそう」「手につく臭いが苦手」といったマイナスのイメージがあるかもしれません。

かつての私もそうでした。ぬか床は毎日かき混ぜなくてはいけないものと思い込んでいたので、たった一日サボっただけでも、せっかくのぬか床をゴッソリ捨てなければならないと考え、長いあいだ手が出せずにいたのです。

ところがその後、数日に一度かき混ぜるだけで、おいしいぬか漬けをつくることができるぬか床の存在を知ったときは驚きました。6ページでご紹介している「ぬか床一年生」です。これならおいしくて美容効果の高いぬか漬けを、手抜きしながらいつでもつくれます。

もともと、ぬか漬けはビタミンB_1の宝庫といわれる美容食。ぬかに含まれるビタミンB_1が、漬けた野菜の水分が抜けていく過程でしっかりと野菜の中に浸透していきます。そのため、たとえば水分だけで栄養価はあまり高くないと思われがちなキュウリでさえも、**ぬか漬けにすると生で食べるよりも10倍以上のビタミンB_1を摂取することができるともいわれています。**

私も、この「ぬか床一年生」を手に入れてからは、ほかの料理で使って余った野菜の切れ端は、捨てずにぬか床に入れるようにしています。

ちょっと意外性のあるぬか漬けとしては、パプリカとアボカドはいかがでしょう。

アボカドのぬか漬けは、一層コクと風味が増しておいしくなります。ぬか漬けにしたパプリカは、細かく刻んで玄米の上に散らせば、見た目にもカラフルでかわいい「ビタミンB_1ご飯」が簡単にできます。散らしたパプリカと玄米でつくるおにぎりも、ビジュアルもかわいいうえに適度な塩気と豊かな風味でおいしく食べられますよ。

また、驚かれるかもしれませんが、リンゴもぬか漬けにすると風味が変わってとてもおいしくなります。できればよく洗って皮付きで入れましょう。皮の部分には栄養がたくさんありますし、ぬか漬けにすると固い皮も柔らかくなって食べやすくなります。これは私の朝のスイーツとして定番の一品です。

ぬか漬けでなくても、袋に野菜と塩を入れてもみこむ浅漬けも、即席のお漬けものとして便利です（6ページ参照）。塩の代わりに塩麹やしょうゆ麹でつくったり、薬味を入れても風味が変わって美味です。

◎その４　ショウガ

身体をめぐる血行がよくないと、代謝量が低くなるのは有名な話。より効果的にダイエットを進めるには、いつでも血行をよくしておくに越したことはありません。

毎日おいしくとれて血行をよくする食べ物の代表格がショウガです。ショウガは身体を温める効果があるので、自然と血のめぐりもよくなる便利な食材。つくった料理の仕上げにすりおろしたショウガを加えるだけで、立派な美容食になります。

「チューブのショウガでもいいですか？」と聞かれることがありますが、私は断然、生のショウガをすりおろす派です。

もともとショウガは酸化しやすいという特徴があります。ですから、できるだけすりおろしたばかりのフレッシュなうちに食べたほうが、ショウガ本来の栄養をたっぷりとれ、何よりも風味がいいので料理のおいしさが格上げされます。

「毎回、すりおろすなんて、ちょっと面倒かも」と思いますよね。私もそうです。できるときとできないときがあります。

ただ、ショウガをすりおろす作業にかかる時間は、ほんの数十秒。たった数十秒で美容効果が大きくアップするのですから、できるときにはむしろお得だと思います。

ちなみに、ショウガは冷凍保存ができるので、使いきれなかったものはラップに包んで冷凍庫に入れておくといいでしょう。**凍ったままでもすりおろせます。**

◎その5　トマトピューレ、トマトペースト

自分で料理をつくって食べていると、ときどき「なにか物足りないな？」と思うときはありませんか？　そんなときには、トマトピューレやトマトペーストがおすすめです。どちらも、トマトを煮込んで裏ごしした後に煮詰めて濃縮したものですが、トマトペーストのほうが濃厚でコクがあります。

トマトは旨み成分の「グルタミン酸」を含み、「コク」「旨み」など、あと少し何かが欲しいときに最適です。**そのうえ、トマトに含まれるリコピンは、身体のサビつきを防いでくれ、加熱により吸収されやすくなって効果も高まります。**

忙しい日が続くときは、料理の隠し味に入れるだけで、旨みとコクが一気に増して、手軽においしい一品ができるはずです。

トマト煮込みやトマトスープのように、トマト味のベースに使う際はトマトピューレを、カレーや和え物の隠し味としてコクを底上げしたいと思うときはトマトペース

トを。どちらも持っていると便利です。

本書のレシピではグリーンカレーにトマトピューレを活用していますが（１８９ページ）トマトペーストでつくることも可能です。その際はピューレの分量より少なめに入れて、味をみながら調整してください。

22時以降のごはんでも太らないコツ

残業で帰宅が遅くなってしまったときや、用事があって夕食を食べ損ねてしまったとき、皆さんはどうしていますか？　ダイエット中なら何も食べずにそのまま眠ってしまうのがベストとわかっていつつも、つい食べてしまう……と悩んでいる人もいるのではないでしょうか。

最近の研究では、ＢＭＡＬ１《ビーマルワン》と呼ばれる遺伝子によって、夜の22時〜午前２時までの間に、体内で脂肪が蓄積していくことがわかっています。**なるべく夜22時までには食事をすませておくほうが、美しい身体になるためには都合がいいわけです。**

ただ、空腹で眠れないこともありますよね。眠れないことでイライラが高まると、ダイエットへのモチベーションも下がってしまいます。では、何を食べるのか。

そこで私が提案しているのは、そんなときでも「これなら食べて大丈夫」という食材を知っておくこと。

まずおすすめしたいのは、血糖値を急上昇させないものとして、**きのこや海藻、コンニャク。**それから、腸の吸収力をセーブしたり、免疫力をアップさせたりする、**納豆やメカブ、オクラ**などのネバネバ食品です。

これらの食材をお鍋で調理するのが面倒ということであれば、３分あればおいしくできる「袋クッキング」はいかがでしょう?

たとえば、サニーレタス、青菜、スプラウト、サラダ菜、といったお好みの野菜をポリ袋に入れます。葉が大きいものはちぎればＯＫ。どれも入れるだけでいいので、包丁を使う必要はありません。

そこに、水でもどしたワカメと豆腐を入れ、味付けの塩麹と黒酢を少々。あとは袋ごとモミモミするだけで、簡単で美容効果抜群のボリューミーな一品が完成します。

これだけでも、塩麹のマイルドな塩気と黒酢の酸味と風味で十分おいしいのですが、さらにコクのある味を楽しみたいなら、アボカドやすりゴマを袋の中に入れるのもいいでしょう。お豆腐で満足感もボリュームも出るので、身体も心も喜ぶ夕食になります。

袋クッキングのほかにも、私は遅くなった夜にはスープを食べるようにしています。舞茸や椎茸、のりやコンニャク、青菜やモヤシなど、包丁を使わずに食べられる食材を洗ってちぎって水と一緒に鍋に入れ、味噌で味付けをするだけで、野菜の出汁がしっかり味わえるおいしいスープができあがります。

鍋一杯につくってしまっても大丈夫。二日目は、そこにすりおろしたニンニクと豆乳をプラスして洋風シチューに。三日目にはカレー粉をプラスしてカレースープというように、日替わりでそれぞれおいしく食べることができます。

ぜい肉を落とす目的の場合、**気をつけたいのは、夜はできるだけ糖質の摂取をひかえるということ。**カボチャやニンジン、サツマイモやフルーツなどは糖質が豊富に含まれているので、できれば夜以外の時間帯で食べるようにすると、うれしいサイクルが速まります。

「グルテンフリーダイエット」の真実

少し前に流行ったグルテンフリーダイエット。気になっていたという声は私のサロンの生徒さんからも多数聞きます。

そもそもグルテンとは、小麦などの穀物からつくられるたんぱく質のこと。いつもの食生活からパンやパスタ、クッキーなどグルテンを多く含む〝小麦系の食材〟をなくしていくことが、グルテンフリーダイエットです。

「パンが大好きなのですが、食べてはいけないんですか？」

という質問もサロンではよくうけますが、私は「自分次第」であることをお伝えするようにしています。

たしかに、小麦粉を食べた際のリスクはいろいろと語られていますが、それを知っても「パンを食べているときが幸せ」と思えればそれが本人の幸せです。「食べてはいけない」から食べないのではなく、「自分が選択する」のが大切ですし、次の食事でしっかりメンテナンスしたり、栄養を補うこともできます。

これを前提としたうえで、小麦粉の今知られている現状をお伝えしておきます。

小麦粉は消化がよく、血糖値を急上昇させるといわれます。**血糖値が高くなると、体内の血糖を脂肪に変えるインスリンが大量に分泌されるため、太りやすくなります。**また、小麦粉を食べることで急上昇した血糖値が下がるとき、眠くなることもわかっています。そしていちばん怖いのが、**小麦粉には食欲を刺激して、増進させる働きがあるということです。**

つまり、小麦粉を日常的に食べていると食欲が刺激されて、「もっと食べたい」と思うようになり、依存症のようにとまらなくなってしまうということです。

サロンの生徒さんでも、「パンが大好き！」という女性がいました。朝はトースト、昼は会社の近くのベーカリーで菓子パン、夜はコンビニの惣菜パン、というパンづくしの食生活。さらに、「小腹が空いたときは、クッキーをつまみ食いします」というまるで〝小麦粉中毒〟のような状態でした。

彼女自身は、「おやつやデザートはひかえているのに、なぜ痩せないのだろう？」

という疑問を持っていたのですが、サロンに通うようになり、これまでの小麦粉生活からスッパリと足を洗うことを決意しました。そう、自分が痩せない原因が小麦粉中心の食生活にあったことを理解し、「食べる幸せ」より「美しい自分になる幸せ」を選んだのです。

パンやパスタ、クッキーといった小麦粉に依存しない生活を送ろうと思ったら、第一歩は「まずは一日だけ、やめてみよう」と思い、それを実践することです。小さな達成感は、大きなウェイトダウンをもたらします。

そして、一日できたら三日、三日できたら一週間というように、グルテンフリーの生活に少しずつ慣らしていくようにしましょう。

「いつも食べているパンを急に食べないようにしたら、中毒症状と同じでおなかが空くし、イライラするのでは？」と思うかもしれません。

ですが、大丈夫。**我慢ではなく「シフト」です。**

いつもの精製された小麦粉でつくられたパンの代わりに、「米粉」や「ふすま」という小麦の皮の部分でできたパンや、たっぷりの野菜を食べるようにします。一度グルテンから離れれば、イライラするどころか逆に心も落ち着きます。

私のサロンでも、この方法で小麦粉中毒から立ち直った生徒さんは少なくありません。小麦粉をひかえていくと、皆さん目に見えてお肌の調子がよくなっていくので、小麦粉とお肌の関係を日々感じさせられます。

先ほどのパン好きの彼女からも、「パンを食べる代わりに、サラダを一品増やすことにしたんです。そうしたら、おなかもふくれるし満足感もあって、三食ともパンを食べたいとは思わないようになりました」とのうれしいお声をいただきました。

パンに依存しなくてもいい習慣を身につけた途端、彼女はスッキリと痩せて、肌も綺麗になりました。

第2章

女性らしい身体をつくる食事法

「女性ホルモン」のバランスを整える食材とは？

女性ホルモンのバランスが整っていることは、美人の証。排卵と生理のリズムをつくりだしている女性ホルモンは、女性の美しさを保つ働きを担っています。

ホルモンの分泌量が激減したり急増したりすると、ホルモンバランスが乱れた状態になって生理のリズムも乱れますし、シミや吹き出物ができやすくなるなど、肌にも大きなダメージがあります。

この女性ホルモンにはエストロゲン（卵胞ホルモン）とプロゲステロン（黄体ホルモン）という二種類があります。

プロゲステロンは、妊娠に備えて子宮の状態を整えたり、身体にエネルギーをため込もうとしたりする働きがあります。

エストロゲンは「美肌ホルモン」とも呼ばれ、肌の潤いやハリ、弾力を保つ働きがあり、〝女性らしさ〟をつくるホルモンともいわれる大事なものです。

女性ホルモンの分泌量は、一生を通じて大きく変化します。

思春期にはエストロゲンの分泌量が上昇するために、女性らしいふっくらとした身体つきになって生理もはじまります。そして、エストロゲンとプロゲステロン、ともに分泌量は20～30代でピークに達します。ちょうど、この頃が妊娠や出産に適しているからです。

さらに、40代頃からは卵巣機能が少しずつ衰えてくるとともに、女性ホルモンの分泌量も減少していきます。閉経後の分泌量は、エストロゲンでピーク時の約10分の1になり、プロゲステロンはほとんど分泌されなくなっていくとのこと。加えて、生活習慣や食生活の乱れ、過度なストレス、過激なダイエットといったことも、女性ホルモンの減少を加速させる要因ともいわれています。

女性ホルモンは、一生分の総量が決まっているといわれていますよね。貴重な女性ホルモンを少しでも減らさないようにするためには、どうしたらいいのでしょうか。

ハーバード大学の研究によれば、**生活リズムを整えるだけでも女性ホルモンの分泌量は2～3倍に増える、という報告があります。**規則正しい安定した睡眠、日々の生活の中で感動する、趣味を持つ、そしてしっかりと栄養のとれる食事を楽しみ、大切な身体を傷つけないことは、いつまでも女性らしさを失わないために心がけていきたいことです。

食事の面では、女性らしさをキープする栄養素に、大豆イソフラボンがあります。大豆イソフラボンは、エストロゲンに似た構造を持っているため、女性ホルモンのような働きをすることでも知られています。

もともとは大豆に含まれている抗酸化物質の一種で、細胞のアンチエイジングにもひと役かっている、女性の強い味方です。大豆イソフラボンを食べ物から摂取すれば、年々、減少していく女性らしさを補えることは知っている方も多いと思います。

大豆イソフラボンを多く含む大豆製品は、豆腐、納豆、豆乳、おから、高野豆腐、きなこ等。調味料では、味噌やしょうゆがあります。これらの大豆製品を毎日の食事に継続的に取り入れていくことが、女性らしさを内側からサポートする秘訣です。

問題は、**この大豆イソフラボンは「大豆イソフラボンアグリコン」という形で吸収されるため、摂取したイソフラボンがすべて吸収されるとは限らないということ。**このイソフラボンの変化を担っているのは腸内細菌です。腸を整える食事をすることは、イソフラボンの吸収率を高め、女性らしさを高めるためにはとても大切です。

また、大豆イソフラボンをより効果的にとるには、黒ゴマをプラスすることもいいといわれています。黒ゴマに含まれるリグナンという成分が、大豆イソフラボンの働きを強化するといわれているのです。

もともと黒ゴマには、活性酸素をおさえる抗酸化作用があるので、エイジレスな肌や身体づくりには欠かせない食材であることもたしか。大豆製品＋黒ゴマの組み合わせで格上の女性らしさを磨いていきましょう。

女性らしさに磨きをかけるなら「油」は必須

ダイエットに何度も挫折している人の多くは、「油は太る」と思っているかもしれません。でも、「油は高カロリーだから」と油とつくものはすべて敬遠する〝油抜きダイエット〟では、美人肌から遠ざかってしまいます。良質な油はスリムな身体と美しさをともに叶えてくれる必須の栄養です。

良質な油が美人に欠かせない理由は、油の働きにあります。

油は、私たちの身体のあらゆる細胞膜をつくる材料になります。脳細胞や粘膜の生成など、私たちが生きていくための仕組みに深く関わっているほか、くすみのない明るい肌やツヤツヤの髪をつくるためにも油は必要です。

また、ホルモンの原材料となり、女性らしさも形成していきます。**油が足りないと、シワや乾燥のもとになり、肌の弾力が失われてしまいますし、髪のパサつきも激**

しくなってしまいます。

つまり、総合的に美しい身体づくりのために、油はなくてはならないのです。

ポイントは、「良質な油」を摂取すること。**そのために気をつけたいのは、酸化した油やトランス脂肪酸を含む油は避けること。**時間のたった揚げ物は油が酸化してしまって綺麗をはばんでしまいます。市販のマーガリンやマヨネーズにはトランス脂肪酸が含まれているため、エイジングを加速させてしまいます。

反対に、**良質な油とは、血液を美しくする油です。**オメガ3脂肪酸を含む油は、必須脂肪酸といって、身体でつくることができない油です。血液をサラサラにして血中総コレステロール濃度を低下させたり、中性脂肪を減らす働きもあるといわれていま す。

具体的には、亜麻仁油、エゴマ油、しそ油、サンマ、サバ等の青魚の油です。ただし、**酸化しやすいので、生で食べることがおすすめです。**光にも弱いので、箱に入っていたらそのまま箱に入れて冷蔵庫で保存するといいでしょう。

オメガ9脂肪酸を含む油はもっとも酸化しにくい油です。オリーブ油、菜種油などは加熱調理しても安心で、保存もききます。**温度が低く、光の当たらない場所に置い**

て保存しましょう。最近話題のココナッツオイルは飽和脂肪酸を含み、こちらも酸化しにくいので加熱調理に向いています。

オメガ6脂肪酸の中のリノール酸は、必須脂肪酸なので食品からとる必要がありますが、普通の食生活をしていればまず欠乏することはありません。しかも、**過剰摂取は酸化しやすく、体内で過酸化脂質をつくりやすいという欠点があります。**紅花油、ひまわり油、綿実油《めんじつゆ》、とうもろこし油など、外食で使用される油はこの種の油が多いため、油たっぷりの炒め物や揚げ物をひかえることが美肌を底上げしてくれます。

これらの油の特徴を踏まえたうえで、インナービューティーを目指す油を使った調理のポイントは、「生でかける」という点。揚げたり炒めたりして油を酸化させてしまうよりも、できあがったウォータースチーム料理やサラダの上から良質な油をかけて食べるほうが、栄養も丸ごととれるし、油の旨みをしっかりと味わうこともできます。

良質な油は、しっとり潤った素肌美人をつくるもと。上手に食事にとりいれていきましょう。

老けない肌は「血液の質」で決まる

「いつまでも赤ちゃんみたいな肌だったらいいのに」とは、恐らくすべての女性が願うこと。老化知らずのみずみずしいベビー肌を持った女性は、理想の〝素肌美人〟ですよね。

そんなエイジレスな素肌でいるためには、血液が美しいことが必須条件。そのためには、免疫力を高めることがポイントになります。

免疫力が高まると血のめぐりがよくなり、身体にたまっている老廃物の排出も進みやすくなります。すると、自然と血液自体がよどみのない美しい状態になります。肌のすぐ下を流れている無数の血管を通る血液が、栄養素や酸素をたっぷり含んだ綺麗なものであれば、表面の肌もフレッシュで透明感がある素肌に見えるものです。

一説によると、免疫力は17歳をピークに年々、減少していくといわれています。また、私たちの肌や身体をサビつかせる原因となる活性酸素を除去する酵素の生成が減少するのもちょうどその頃から。ということは、少し早いと思われるかもしれませんが、**肌のエイジングも20歳前からはじまっているということになります。**

すでにはじまっているエイジングのスピードをいかにゆるやかにできるかが、素肌美人のカギです。

そして、免疫力の約70％は腸にあるといわれていますので、「腸を整える」イコール「アンチエイジング」ということになります。

腸を美しくするための**最初の一歩はデトックスです。**

まずは体内の老廃物を外に排泄していきましょう。

腸の汚れを取り除く効果と、免疫力アップにつながる栄養素のβ-グルカンを含む**きのこ類**、ネバネバ成分のムチンを含む**オクラ**や**納豆**、**なめこ**、身体を温めて血のめぐりをよくする**ショウガ**、お肌を浄化する**青菜**といった食材も意識してとることをおすすめします。

実際に、食べ物と食べ方を変えてたった二週間で肌のキメが細かくなり、吹き出物が消えてエイジレスな肌を取りもどしたケースを知っています。

彼女は、無謀なダイエットを繰り返し、あごとおでこはいつも赤みのある小さなニキビでいっぱい。顔を触るとゴワゴワした手触りだったにもかかわらず、血液を綺麗にする食事にシフトした途端、二週間で驚くほど肌がツルツルに若返ったのです。

……というのは、実は私自身の話。

単一食品ダイエットを試みていた頃は、肌の状態は最悪でした。あれから年齢をだいぶ重ねた今は、以前よりずっと肌がツルツルになり、トラブルも起こりにくくなりました。

だからこそ、実感を込めて言うことができます。年齢には関係なく、食べ物と食べ方を変えるだけで、肌はみるみる美しく甦る、と。

ビタミンCで「シワ」ができない体質づくり

「あるとき鏡を見たら、20歳の頃にはなかったシワが出現していて驚いた」ということはありませんか？

目のまわりやおでこのシワ、口のまわりのホウレイ線など、毎日のスキンケアでフォローしていたはずなのに、年齢を重ねるといつのまにかできてしまう……。

シワは、もともと肌の中にあるコラーゲンの働きが弱くなることでできるといわれています。ですから、「コラーゲンはシワ予防にいいらしい」という評判が広がって、食品や化粧品でも〝コラーゲン入り〟とうたったものが流行しています。

ところが、**コラーゲンを直接食べたり肌に塗ったりしても、コラーゲンのまま摂取できるわけではありません。**

コラーゲンを摂取しても、体内ではその最小単位のアミノ酸に分解されて吸収されるため、摂取したコラーゲンがそのままお肌の潤いになるわけではないのです。コラーゲンは、身体の中でビタミンCが〝つなぎ〟の役割をして、アミノ酸が結合してできるものです。

ですから、コラーゲンそのものを食品や化粧品のように外からとりいれるよりは、コラーゲンの材料となるビタミンCとアミノ酸の両方を食事でとることでつくられ、身体の奥深くまで浸透していきます。

アミノ酸というのはたんぱく質のこと。肉でも魚でも大豆製品でもとれるものですが、ビタミンCは意識しないと不足しがちな栄養素です。

しかも、**ビタミンCは、紫外線を浴びたり、排気ガスを吸ったり、ストレスがかかったりしただけでも失われてしまうといわれているほどデリケートなもの。**だからといって、一度に多量のビタミンCをとっても、身体の中でためておくことができずに尿と一緒に体外へ排出されてしまいます。また、熱にも弱いため、生で食べたり火にかけるだけでもグンと減ってしまうし、切り口からも流出してしまいます。

そのため、毎日適量を食べ続けることで美肌をつくってくれます。

ビタミンCの供給源として一年中とりやすいものとしては、やはり青菜です。より栄養価を高めるために、旬の青菜は毎食食べるようなつもりでとるようにしましょう。

一般に野菜の持つ栄養の成分値は、ビタミンCに限らず旬の時期がもっとも高く、季節によって変化するといわれています。たとえばほうれん草のビタミンCは、旬の時期には最低値の5倍にもなるといわれています。トマトも2倍近くになるそう。旬の野菜のパワーはとても強いですね。

ここまで読んで、では、ビタミンCだけを効率よく摂取できるサプリメントをのめばいいと考える人もいるかもしれませんが、私のサロンではそれはおすすめしていません。

ビタミンB群のひとつであるパントテン酸の発見者であるロジャー・ウイリアムス博士がかつて提唱したことに、「生命の鎖」理論というものがあります。

私たちの細胞を健やかに保つための必須栄養素は鎖でできた首飾りのようなものであり、どこかが欠けたり細くなったりすると壊れてしまうため、バランスよくすべての栄養をとる必要がある、ということです。

この理論をサプリメントにあてはめて考えると、ビタミンもCだけではなく、いくつかのビタミンが合わさってはじめて、より身体のために機能すると考えられますよね。サプリメントの過剰摂取や単一摂取は、理論上では矛盾がなくても、実際にそこまで効率よく働くとは限らないのではないか、という疑問が残るわけです。

そのため、私はやはりビタミンCもサプリではなく食事からとることを実践しています。

食材はさまざまな栄養素を含んでいますから、ビタミンCをとるために食べたものでも、それ以外の栄養素も自然と摂取でき、全体で綺麗を底上げしてくれるはずと信じているのです。

通年なら生の青菜やワカメ、キャベツ、春~夏なら菜の花、赤パプリカ、モロヘイヤ、つるむらさき、キウイ、秋~冬ならほうれん草、小松菜、かぶの葉、ブロッコリー、イチゴなど、ビタミンCを多く含んだ野菜をいつでも意識して食べています。

そのほかにも、**なるべく紫外線を浴びない、揚げ物をひかえる、精製された糖質をとらない**、といった日常生活でコラーゲンを守るように心がけて、シワ対策をしています。

「バストアップ」にキャベツとリンゴが効く!?

毎日の食事で綺麗になるだけでなく、バストアップもできたら最高だと思いませんか?

この章のはじめに、大豆イソフラボンは女性らしさをつくる、という話をしましたが、最近になって大豆イソフラボン以外にも女性らしさを底上げしてくれる成分があるということが話題になっています。

それが、ボロンです。

ボロンは、ホウ素の一種で必須微量ミネラルのひとつ。**女性らしさをつくるホルモンのエストロゲンと似た働きを持つため、排卵から月経前の時期にとるようにすると、バストアップに効果があるといわれています。**

ボロンは、キャベツ、リンゴ、梨、ピーナッツ、ワカメ、ブドウ、桃、ハチミツ、大豆、アーモンド、とろろ昆布、ヒジキ、寒天などに含まれていて、これらの食材を日常的に少しずつとり続けると、バストアップが期待できるのです。

ただし、**ボロンは熱に弱いという特徴があるため、なるべく生のまま食べることがポイントになります。**キャベツの千切りはもちろん、リンゴやブドウ、桃といったフルーツなどは加熱せずに食べるものばかりなので、できるだけフレッシュな状態で食べるようにしましょう。

また、ボロンは、ビタミンDと組み合わせて食べることで摂取率が高まります。

ビタミンDは、乾燥椎茸や魚に含まれているので、もどした椎茸とキャベツを塩麹でもみ込んで浅漬けのように食べるなどと工夫すればより効果的。

バストアップした身体はメリハリがきいて見えるので、それだけでスリム&スタイル美人になります。ツンと上を向いた形のいいバストで背筋を伸ばして歩けば、自然と美人度もアップして、うれしいことがたくさん起きそうです。

「恋に効く！」大豆製品のススメ

女性らしさをつくるために大豆製品を毎日の食事にとりいれるのはとても大事なことだとお話ししました。ところで、ひと口に大豆製品といっても、納豆やおから、味噌やしょうゆなど幅広くあります。そこで、ここではその中でもとくに美人をつくる三つの大豆製品をピックアップして説明したいと思います。

◎「むくみ」には高野豆腐

女性の身体の不調の中でもとくに多いのが、むくみ。むくみを撃退するコツは塩分コントロールというのは有名な話ですが、高野豆腐もむくみ体質を遠ざけるお役立ち食材です。

高野豆腐は豆腐を凍らせて乾燥させたもの。大豆製品の中でもビタミンＥを多く含んでいます。**ビタミンEには血流を促進させる働きがあります。**むくみによって血流が滞ってしまったところにビタミンEを補って血のめぐりをよくしてあげると、むくみは解消されやすくなります。

また、**高野豆腐は塩分をコントロールする働きがあるカリウムも含んでいますので、その点でもむくみ解消の一助になります。**

さらに、高野豆腐は味がしみ込みやすいので、出汁を含ませるだけでとてもジューシーに仕上がる食材。余分な味付けをひかえた素材そのもののおいしさを味わうことができる、という利点もあります。ボリュームがあり、食べ応えもあるので食べ過ぎ防止にも役立つでしょう。ひと口サイズに切り、煮物やカレースープに入れても味を吸い込みおいしくなります。

◎「美肌」には豆腐

豆腐は、メラニンの生成を抑えつつ、できてしまったメラニンを減らすLシステインが含まれています。**Lシステインはシミやソバカス、美白に効果がある**といわれていますが、豆腐が美肌食材である理由はそれだけではありません。糖質をセーブしながら、良質なたんぱく質を摂取できるという特徴があるのです。たんぱく質には、私たちの肌の調子を整える働きもあるので、美肌効果は保証付き。余分な糖質で血液を汚す心配もなく、安心してたっぷりと食べられます。

また、豆腐は消化がよく、胃腸に負担をかけにくい食材のひとつ。胃腸の調子の悪さは肌にもダイレクトに出ますし、顔色の善し悪しにもつながっています。健康的な美人でいるためには、身体の内側、つまり胃腸を整えることが重要なポイントになります。

また、大豆製品の中でも高たんぱく質低糖質の食材なので、ダイエットに向いています。発酵調味料と合わせてつくるお豆腐マヨネーズ（188ページのレシピ内）は、インナービューティーダイエットのお手本となる食べ方です。

私は、寒くなってくる時期にはお豆腐をウォータースチームの仕上げにのせたり、お味噌汁に入れたりして、温めて食べるようにしています。

◎「恋」には大豆

「新しい恋をはじめたい」「マンネリになってしまった関係を修復したい」、そんな恋のお悩みを解決するには、心だけでなく身体ごとリセットする方法をおすすめします。身体にたまっていた老廃物と一緒に心のモヤモヤも身体の外に排出してしまうことで、心身ともに新たな目標に向けて再出発する準備ができるからです。そんな新しい自分に生まれ変わるために必要なデトックスは、大豆でかなえましょう。

大豆は食物繊維が豊富に含まれているため、腸の働きを助けたり便通を整えたりとデトックス効果が見込める食材です。肌の調子を整えるたんぱく質もたっぷりとれるので、心身はスッキリ、肌はツルツルという新しい自分に生まれ変わるための条件がそろっています。

大豆の水煮をサラダに入れるだけでもおいしいですが、私は時にはお肉の代わりに大豆を使って大豆ハンバーグにしたり、カシューナッツやニンニク、味噌と一緒にフードプロセッサーにかけて大豆ディップをつくって野菜につけたりと、ひと手間かけて、よりおいしく食べられるようにしています。

最近では大豆をまるごと乾燥させた「大豆ミート」などもあるので、試してみても面白いと思います。ブロックタイプ、ミンチタイプ等、形もさまざまで、低脂肪、高たんぱく質、食物繊維もとれるすぐれものです。

第3章

「外食ごはん」で太らないコツ

「外食」で綺麗になる食べ方

綺麗になるための食事の基本は「おうちごはん」ですが、外で食事をするシーンは避けられないもの。外食だと栄養のバランスを考えて食べるのは難しいと思うかもしれませんが、基本のルールさえおさえておけば、身体の負担を大きく減らせます。

友人や大切な人と食事をしながらコミュニケーションをとる時間は、毎日の暮らしの中でも楽しくて充実しているひととき。ダイエットのためにせっかくのお付き合いをひかえたり、楽しそうなお誘いを断ったりする必要はありません。

「毎日を楽しく過ごしながら綺麗になる」というのが私の考案するインナービューティーダイエットのコンセプトなので、ストイックになりすぎず、適度にゆるやかな外食の時間を思いっきり楽しみましょう。

具体的に、ジャンル別の料理の食べ方をお話しする前に、すべての食事に共通して美しくなれる食べ方があります。

ポイントは二つ。**「糖質管理」**と**「AGE管理」**です。

糖質とAGEについておさらいをすると、糖質とは糖分のことで、とくに精製された糖分をとりすぎることによって太ってしまう原因となるものです。

AGEとは、余分な糖質がたんぱく質と合わさることででき、増えるとエイジングを進めるといわれているものです。スッキリ痩せていつまでも20歳の頃のように綺麗でいるためには、糖質とAGEの両方を上手にコントロールする必要があります。

この原則を踏まえたうえで、いろいろな外食シーンでの「綺麗になるメニューと食べ方」をご紹介していきます。

◎イタリアン編

コースではなくアラカルトで、野菜を中心に注文しましょう。ドレッシングは砂糖や時間のたった油が使われていることが多いので別添えにして、塩とオリーブオイルをかけて食べると美肌につながります。

生ハムやベーコンのような加工度の高いものはAGEが高い食材になるので、カルパッチョなど生の素材がおすすめです。シメに炭水化物を食べるなら、小麦粉でできたピザやパスタよりリゾットを。できるだけよく噛んで食べれば少量でも満足できます。

◎和食編

酢の物、ネバネバ食品、海藻を先にたくさん食べて、血糖値の急な上昇を抑えましょう。サラダを頼む際は、美肌をつくる海藻サラダをチョイス。焼き鳥ならタレより塩にして、レモンを搾るとなおベターです。お魚を食べるならお刺身がベストです。焼き魚も、AGEは高くなりますがダイエット中の人にはおすすめですね。煮付けよりは塩焼きを食べましょう。私が焼き魚を食べるときは、あればカボスを搾ることと、大根おろしのおかわりが定番です。最初は気恥ずかしいかもしれませんが、「大盛りでください！」と頼むと案外出してくれるお店は多いですよ。

お肉メニューなら、すき焼きよりしゃぶしゃぶを。煮物、ポテト、揚げ物はシミ、シワ、たるみへの第一歩だと心得て。シメは白米ではなく温かいお茶を飲んでほっこりしましょう。

◎中華編

中華の前菜は綺麗をつくる味方です。クラゲの和え物、バンバンジー、ゆで豚などはしっかり食べてお腹を満たしましょう。もちろん食べるときには「タレはひかえめ」を意識することが原則です。

そして、中華といえばお酢に合うお料理。食べる際にはなんにでもお酢をひとふりすることで、血糖値の急上昇を防いでくれます。

小籠包《ショウロンポウ》、春巻きなど、小麦粉でつくられたものはひかえめにするか、シメの贅沢にするほうがおすすめです。

◎コース料理を食べにいくとき

とにかくよく嚙むことを徹底しましょう。コース料理でボリュームが決まっているときには、ダイエット中であってもその時間を思いっきり楽しむこと。その日の朝や昼、または翌日の朝・昼に、野菜中心で糖質をひかえた食事をしておけば安心です。おいしいものが待っていると思えばがんばれますよね。

また、私の場合はよく噛むための秘策として、「少し身体のラインが出るお気に入りの洋服」に「ピンヒール」、そして「美しい所作」で自分の演出をしています。自然と食べ過ぎないようになりますから、いい作戦だと思いますよ。

◎居酒屋のコース料理を食べるとき

朝・昼などその前の食事で野菜をめいっぱい食べてからのぞみます。居酒屋、創作料理屋のコース料理は大抵がサラダ、唐揚げ、パスタやピザが出ますよね。そして、ほとんどが大皿です。そのときに空腹だと、ふだんの自分なら進んで食べないものでも意識が向きやすくなります。唐揚げも、一個食べたらスイッチが入って止まらなくなってしまう……ということ、私もよくありました。そういう事態を避けるために、朝・昼で野菜をしっかり食べて、会の前には野菜ジュースやナッツ類など恒例の食材で小腹を満たしてからのぞむと、気持ちに余裕が生まれます。

また、自分から率先して「とりわけ係」をやることもあります。サラダはドレッシングまみれの部分は男性に配り、野菜の味がいきていそうな部分は女性に（笑）。ガッツリしたシメのごはんも男性にたくさん盛って、女性には少なめ、自分にはごく少量と調節できます。気遣いのできる女性という演出にもなって一石二鳥です。

◎外食後、帰ってから口寂しいとき

サロンの生徒さんでみるみるスリムになった方から聞いたのですが、帰ってきて「なんだか物足りない……」と思ってしまったときには、すぐに歯を磨くようにしているそうです。

「口の中がスッキリすると快適だし、何か食べたらもう一度歯を磨かないといけないので、食べるのが面倒になります。しばらくすると身体も軽くなるので、食べ過ぎて苦しいよりもこの状態を心地いいと思うようになりました」

「なるほど〜！」早速サロンでも多くの生徒さんへシェアしました。

夜ごはんを終えた後の「なんだか物足りない」は単なるクセです。本当に足りないわけではないので、少しずつクセをシフトしていけば大丈夫。

私はお気に入りの温かいハーブティーを飲むことで応戦していましたが、「帰ってきたらすぐに歯磨き」を実行してみると、気分も爽快で外と家の気持ちのメリハリもつきました。

ちなみに歯磨き粉に含まれる石油製品があまりよくないと聞き、私は植物性のナチュラル歯磨き粉を使っています。すっきりするし、安心感もあるので気に入っています。

食の質を求めていったら、口に入れるもの、肌に触れるものも大切に選びたいと思うようになりました。昔は何一つ意識していなかったのに、不思議です。いいサイクルは少しずつ高まっていくのだと実感しています。

忙しい朝におすすめの「簡単美肌ごはん」

「毎日、朝食をきちんととることは、健康の基本」ということは、どこかで耳にしたことがあるかと思います。毎朝、できれば同じ時間帯に朝食をとって、生活に一定のリズムをつくっていくことが望ましいというわけです。

けれども私は「朝ごはんを絶対に食べなさい」とお伝えすることはありません。大事なことは、自分のライフスタイルに合わせてムリなく楽しく生きていくこと。朝におなかがすいていなければムリに食べなくても大丈夫です。

ただ、便秘の方や丸ごとの野菜を食べるチャンスがない方は、朝に野菜のパワーを補充しておくことはおすすめします。

もちろん朝の貴重な時間に凝った料理をするのは現実的に難しいし、旅行中などはビュッフェから選ぶというスタイルになることもありますから、時間と手間をかけずに、おいしくて肌を綺麗にする栄養素が豊富な朝食の提案をしたいと思います。

まず、もっとも重要なのは、「朝に何の栄養素をとるか?」ということ。

無意識に甘いデニッシュやドーナツを食べてしまうと、体内の血糖値が急上昇して、余分な糖質が中性脂肪へと変化し、細胞の老化を加速させてしまう結果になります。これではもったいないですよね。

だからこそ、朝のひと口目はとても大切。目が覚めたら、その日の活動のためのエネルギー源となるビタミンやミネラルを豊富に含んだフレッシュな野菜を食べると心も落ち着き、晴れ晴れとしていきます。

私のおすすめは、スプラウトやアルファルファ、カイワレやベビーリーフといった、野菜として完成する前の新芽、いわゆる「野菜の赤ちゃん」です。これらの新芽や若菜をリーフレタスと一緒にとりましょう。

ベビーリーフやスプラウトは、新芽が大きく育つための栄養をたっぷり含んでいますから、ビタミンやミネラルといった栄養がギュッと凝縮されているうえに、手間がかからないのがうれしいところ。包丁を使わずに、洗うだけで食べることができるので、忙しい朝にはピッタリの食材です。

食べ方としては、保存のきく自家製ドレッシングをかけてもいいですし、塩とレモンというシンプルな味付けもアリ。私の場合は、キッチンにハーブソルトや柚子塩といった、塩のバリエーションをそろえておくようにしているので、気分によって使いわけて味の違いを楽しんでいます。

塩とレモンに油をプラスして濃厚にしてもおいしいです。そのときの油は、**亜麻仁油やエゴマ油、ココナッツオイルといった良質な生の油を使うと酸化の心配が少なくなります。**

なかでも私が最近注目しているのは、インカインチオイル。南米ペルーのアマゾンの熱帯雨林原産の蔓性常緑樹《つるせいじょうりょくじゅ》、インカインチの実からつくるインカインチオイルは、アンチエイジング効果があるといわれるオメガ3脂肪酸を多量に含むものです。

いずれも、普通の食用油よりも値段が高いものですが、生で食べる際に少量使うのであれば、高価な美容液を買う以上に効果を期待できるものです。第2章でお伝えしたように、**肌の潤い保持に油は不可欠。**「とっておきのオイルのひとしずくが、私を綺麗にしてくれる」と思いながら味わうようにすると、毎朝のサラダがスペシャルなごちそうに思えます。

旅先でホテルの朝食ビュッフェなどを食べるときにも、私は同じようにたっぷりのサラダを選択します。プレートがカラフルになるようにワクワクしながら葉もの野菜、トマト、パプリカやニンジンなど、色の鮮やかなサラダをお皿でつくり、ドレッシングは少なめにしたり、塩やオリーブオイルをいただいてかけたり。

次にスープで内臓を温めたら、魚料理などのたんぱく質を食べるといいでしょう。どうしても甘いパンが食べたいというときには、これらをすべて食べた最後のお楽しみとして食べるようにしています。

旅館の和定食のときは、決められたメニューを食べることになりますが、食べる順番を意識するといいと思います。一口目は野菜やスープ、次にたんぱく質と少なめの炭水化物の順番で食べるよう意識しましょう。

旅行のときこそ「美しく」食べると、綺麗な自分を楽しめます。

コンビニでも「美容食」は見つかる

小腹がすいてコンビニに行ったとき、そこで何を買って食べていますか？　もう皆さんは、出来合いのお弁当やレジ横のスナック類、菓子パン等には手を出さなくなっていると思います。素晴らしい行動の変化です。でも、〝食べて綺麗になるもの〟となると、どんな食べ物なのか迷うと思います。

私がいつも生徒さんにおすすめするのはナッツ類やスルメ。

アンチエイジングのための抗酸化成分であるビタミンEを多く含むナッツ類は、上質の油と繊維質が豊富に含まれていて、たんぱく質もとれる栄養満点の食材。そのうえアーモンドやクルミにはアルギニンという血流をよくする栄養素も含まれています。

「ナッツはカロリーが高いし、太るのでは？」という心配の声も聞きますが、食べ過ぎさえしなければ、むしろダイエットやアンチエイジングの味方になってくれるのです。

ただ、カシューナッツは糖質が高いので注意しましょう。

クルミはナッツ類の中で群を抜いて血液を美しくするオメガ3系脂肪酸の多い種実です。アーモンドは抗酸化成分、身体のサビつきを防ぐビタミンEをたっぷり含み、便秘改善の食物繊維、むくみ予防のカリウムも豊富です。マカダミアナッツは脂質が豊富です。天然のサプリメントと思っておやつにどうぞ。とはいっても、同時に塩気も強いので食べ過ぎには注意してください。私はナッツを食べていると、一緒に新鮮な野菜も食べたい！　と強く感じます。

ニキビができてきたら「食べ過ぎ」のサインと思いましょう。

一方、**スルメをおすすめする理由は、噛みごたえがあるからです。**よく噛むことが、どれほど美容にいいかは第1章でお伝えしましたが、噛めば噛むほどおいしくなるスルメは美容食。主成分はたんぱく質で糖質はわずかなので、ダイエット中にもおすすめです。私も小腹が空いてどうしようもないときは、ときどきコンビニで買ってよく噛み、心を落ち着けています。ただ、塩分も強いので、よく噛んでほどほどに。

甘い物がほしいと思ったときは、**果糖が入っていない野菜ジュースや、甘栗もいい**

でしょう。ただし、気をつけるべきは、「ノンシュガー」や「カロリーオフ」などと書いてあるからといって、「太らない食べ物」ではないということ。パッケージの裏を見ると、実は人工甘味料などの添加物がいっぱい入っていたというケースは少なくありません。

私も昔は人工甘味料が大好きでした。カロリーがなくて甘いなんて最高！　と思っていたのです。

でも、食への意識が変わっていくと、自然と欲しくなくなり、久しぶりに食べると「独特の味」と感じるようになりました。そして、食べると途端に口内炎ができたり、舌がしびれたりするように……身体の反応はすごいな、私の身体は変わってきたのかな、とうれしく感じる今日このごろです。

コンビニで何かを買うときは、原材料名をチェックするといいと思います。そして、できれば原材料のところに食材以外、余計なものがあまり書かれていないものを選びましょう。もちろんできる限りで大丈夫。身体にいいものを選びたくてもそうできないときもあります。そんなときは少しにしよう、とか、次の食事でメンテナンスしようと思えたら、何の問題もありません。

「緑」はいくら食べても「痩せる色」

テーブルをカラフルな野菜でいっぱいにすることは、綺麗になるための何よりのごちそうです。ですが、忙しい人にとっていくつもの種類の野菜を買って調理するのは億劫《おっくう》だと感じるかもしれません。

そんな場合には、「綺麗になるために、これだけは毎日……できれば毎食食べてほしい」というおすすめの野菜があります。それは**「緑色の濃い野菜」**です。

◎ブロッコリー
◎ほうれん草
◎オクラ
◎小松菜

◎モロヘイヤ
◎大葉
◎つるむらさき
◎春菊
◎青梗菜
◎ニラ

などが挙げられますが、これをすべて記憶しておくのはなかなか難しいことですから、すべてをまとめて「緑色の濃い野菜」と覚えておくと、買い物をするときにも思い出しやすくなります。

私自身も「緑は美しくなる色」だと思っています。

緑の野菜をたくさん食べていると、葉緑素が便通をよくするのでポッコリおなかもスッキリしますし、ほかに余計なものを食べなくなる分、身体のラインもシャープになることを実感できたからです。

ほかにも、緑色の野菜には綺麗になる条件がそろっています。

たとえば、緑の野菜に多く含まれるビタミンCは美肌を育てますし、フィトケミカルはエイジングの犯人の活性酸素を除去する働きもあります。

スッキリ痩せるうえに、肌も綺麗にしてくれるという、まさに女性にとって理想の形を、緑色の野菜たちが叶えてくれるのです。

目安としては、野菜全体の3分の1は緑色がある食事を毎食意識すると、美肌への道が加速します。

量を食べるのが難しい場合でも、レタスをリーフレタス、サニーレタスに変えたり、カリフラワーをブロッコリーに変えたりして、**食事のどこかに1品は濃い緑色の野菜があるように工夫してみましょう。**私は外食の際でも意識しています。

春は菜の花、水菜。夏はモロヘイヤ、つるむらさき、オクラ、サニーレタス、リーフレタス。秋冬はブロッコリー、ほうれん草、小松菜、青梗菜、ニラ、春菊が旬です。

緑色の濃い野菜は、食べれば食べるほど女性を美しくしてくれるとっておきの食材です。

お肉を食べるときに気をつけること

初めての人と食事に行くと「お肉も食べるんですね！」と驚かれることがあります。私がダイエット料理サロンを主宰していたり、「もっと野菜を食べましょう」といつも言っていたりするせいか、野菜だけしか食べないイメージがあるのかもしれません。

ですが、私は基本的には食べてはいけないものリストをつくらないようにしていますし、もちろんお肉もおいしく食べています。食べ方には正解も間違いもなく、本人の自由。私が野菜を食べる理由は、「おいしいから」。そして「腸を整え美しくなりたいから」。お肉もお魚も単一食べではありませんが、野菜と一緒に楽しんで食べています。

忙しいライフスタイルの人の場合、外食は避けて通れないですよね。外食ではお肉を食べる機会も多いと思います。逆に新鮮な野菜や海藻は不足しがち。

私の場合、「外食ではお肉を食べる。その代わり、家ではメンテナンスごはんとして野菜を中心とした食事をしよう」とメリハリをつけて、身体を労《いたわ》るようにしています。

美容食の基本は野菜、海藻、発酵調味料をおいしく食べることなので、「外でお肉を食べたら、翌日は家でデトックスのために〝メンテナンスごはん〟を食べる」というように意識しておくと、忙しい人でも上手に野菜とお肉のバランスをコントロールできるようになるでしょう。メンテナンスごはんについては、ぜひ178ページからの春夏秋冬メンテナンスレシピを参考にしてください。

ただし、肉料理を食べるときも、できるだけ綺麗になれるようなセレクトは心がけています。たとえば、**ステーキやすき焼きよりは、しゃぶしゃぶを選びます。**

というのも、しゃぶしゃぶはお湯に肉をくぐらせることで余分な脂を落とすことができ、そのうえ高温で焼き目をつけたり、砂糖で味付けをしたりしないことで、AGEを低くおさえることができるからです。

さらに、お肉を食べるときは倍量の野菜を事前に、あるいは一緒に食べる、という

のも実践しています。しゃぶしゃぶなら、ネギや白菜、大根おろしや豆腐といった副菜も、お肉と一緒にたっぷり食べます。

自炊でお肉を食べる場合は、お店でのお肉選びにもポイントがあります。牛肉は鮮紅色、豚肉はピンク色、鶏肉は皮と脂に透明感のあるものをそれぞれ選ぶように意識します。避けたいのは、それぞれが脂によって白っぽく濁っているものや、時間がたったひき肉などです。

ひき肉は、お店に並ぶ段階で既に加工されてから時間がたっているため、肉が酸化している可能性が高いお肉です。なるべく加工していない食品を食べることが美しくなるための基本であることは、野菜もお肉も同じです。ハムやベーコン、ナゲットなども加工食品。肉以外でもちくわやカマボコなどの練り物も同様です。

商品になるまでのプロセスに砂糖や化学調味料を添加している可能性が高いことや、高温調理でＡＧＥが発生していることも考えると、加工品ではなくできるだけ素材のままの状態で買って自分で調理をするほうがおすすめです。

「綺麗な食べ方」で10倍美人になる

食事内容をクリアしたら、次は今よりも少しだけ視点を変えて外食の場を考えてみましょう。

たとえば、外食を「食事をしておなかいっぱいになるため」ではなく、「コミュニケーションを楽しみ、美しくなる時間」と考えると、食事のスタイルが格段に変わってきます。

満腹になることを目的とした食事は、どうしても「あれも食べたい、これも食べなきゃ」と焦る気持ちがあるために、心に余裕がなくなってしまうものです。すると、自分がどう見られているかを意識することなく、つい前のめりに食べることに専念してしまいます。これは、「美しい人」を目指しているときにはどうでしょう。

一方で、コミュニケーションを目的とした食事は、まずは相手の話を聞いたり自分の気持ちを伝えたりすることが優先で、その場所においしい食事があるから会話も盛り上がる、という状況です。ですから、食べることから少し離れて「そのときを笑顔で楽しむよう意識する」と、自然と心に余裕が生まれます。

美しい女性になる方法としては、私のサロンでは二つのことに注目しています。

まず、箸置きを使うということ。口に食べ物を運んだら、さりげなく箸置きに箸を置いて、よく噛む時間をつくります。ひとつひとつの仕草がゆっくりだと、相手にも優雅で品のある印象を与えます。

そして、**意識して背筋を伸ばす、**ということ。普段、自分が食事をしている姿を見たことがある人は少ないと思いますが、案外、猫背で食べている人が少なくありません。

姿勢を正すだけできちんとしているように見えますし、おなかにキュッと力を入れて軽くへこませて腹筋を使うことで、自然と〝ドカ喰い〟をセーブすることもできます。ぜひ一度、自分の食事姿が見える場所に鏡を置いて見てほしいと思います。

さらに個人的なイメージを一つ加えると、**今まで出会った素敵な女性達は、赤ワインを飲んでいた、ということ。**ジョッキでビールをグビグビと飲んでいるのも格好良いのですが、私のまわりの美しい女性たちは細い柄が繊細なワイングラスで深い赤色のワインを少しずつ飲んでいます。とても女性らしく品があるように見え、憧れます。〝美人オーラ〟を出すための小道具としても、赤ワインは有効なのかもしれませんね。

このように、外食を「コミュニケーションを楽しみ、美しくなる時間」としてとらえること。そして同時に、「綺麗になるためのレッスンの場所」としても活用すると、外食が楽しみの場に変わっていきます。

食事の仕草が美しいことは、女性にとって最大の武器にもなります。それに、食事をする姿や所作に自信が出てくると、自分をもっと好きになりますし、暮らしの丁寧さや、品の良い人柄もにじみ出るような気がします。外食は、まさに「美しさを磨くチャンス」なのです。

第4章

トラブル別お悩み解決「栄養素」

肌も身体もトラブルはすべて食事で治る

肌に悩みがあったり、身体の不調を訴えたりする人に「いつもどんな食事をしていますか？」と普段から食べているものを聞いてみると、その食事には共通点があることに気がつきました。たとえば、

「朝食は食べません。昼はコンビニでサンドイッチとサラダを。夜はスーパーでお弁当です」

「朝はパン。昼はパスタとサラダ。午後のおやつにお菓子。夜は外食」

というような答え。

「サラダも意識して食べています」と言われると、一見ヘルシーな食生活を送っているように思えるかもしれません。ですが、こうした食事が肌の悩みや身体の不調の原因になっていることは多いものです。

理由は簡単。食べているサラダはコンビニのカット野菜で、消毒されていたり酸化しているものがほとんどです。そこに添加物の入ったドレッシングをたっぷりかけて食べると、全体の中では野菜はほんの脇役という量のうえ、野菜本来の栄養素が時間と共に減少してしまったものしか食べていません。くわえて、パンやお菓子などの糖質が多いことが目立ちます。これでは肌や身体ばかりではなく、心の栄養素まで不足してイライラしがちになってしまっているのではないでしょうか。

自分では食事の偏りに気づかずに、

「油ものはひかえているし、サラダだって食べているのに、なぜ痩せないの？」
「ジャンクフードは食べていないはずなのに、どうして太るの？」

と悩んでしまうことは苦しいですよね。こんなにがんばっているのに効果が出ないと思うと、すべてにやる気がなくなってしまいます。

実際のところ、**ランチに添えられた小皿のサラダやサンドイッチに入っている野菜だけでは、身体をつくるためのビタミンやミネラルは不足してしまいます。**

もちろん毎日毎食自炊するなんて、忙しい私たちには難しいでしょう。平日のお昼休みはコンビニごはんにせざるを得ないという人なら、意識してサラダを食べることは大切なことです。

それでも、一日中カットされた野菜だけで過ごすような食生活を続けてしまうと、カロリーはあっても栄養不足になってしまいます。

生きた栄養素の少ない食生活を続けてしまうと、肌や心身はどんどん老けてしまう。

10代や20代前半であれば、そんなふうに偏った食事でも、トラブルを引きずることなく回復します。

吹き出物ができても二～三日もたてば自然に治るし、夜更かしをしても翌朝には疲れを残さず、お化粧のノリも悪くならなかったのではないでしょうか。

ですが、20代後半を過ぎたあたりから、少しずつ回復力が衰えてくるのを実感しはじめるはずです。いつも同じところに吹き出物ができたり、眠っても疲れがとれなかったり、シミやシワがどっと増えたり、毛穴が目立つようになったり……。

これらは、肌や身体がエイジングしてきている証拠。耳が痛いですよね。そんなことは私たちもわかっていますよね。

でも、大丈夫です。年齢を重ねるごとに、より一層輝きを増すことは可能です。疲れてしまった肌や身体を今日から食事によって元気にしてあげればいいのです。

そのためには、**「私の綺麗は私がつくる」**と心に決めて、食事の内容を見直しましょう。トラブルしらずの老けない肌や身体をキープすることは、今日の食事からはじまります。

この章では、多くの女性たちが経験している、肌や身体のトラブルを中心に、具体的にどんな食事をすれば解決できるのか、その理論と方法を紹介していきます。

「いつまでも20歳の肌」を保つ食べ方

毎日老化していく原因の「活性酸素」の発生や「糖化」をおさえる成分でアンチエイジングしていくためには、野菜の力を借りましょう。太陽の光をいっぱい浴びた旬の野菜は、どんな高価な美容液よりもアンチエイジング効果があります。

ここでは、具体的な肌トラブルと効果のある栄養素をご紹介します。

◎肌のハリや弾力を出すには？

肌のハリや弾力がなくなると、フェイスラインがぼんやりしたり、毛穴が縦に伸びたりと一気に老けた印象を与えてしまいます。いつまでも、赤ちゃんのようなぷるぷるしたハリと弾力のある肌は〝天然もの〟ならではの魅力。思わず触れたくなるような肌は、私たちの永遠の憧れでもあります。

肌のハリや弾力に必要なのは、おなじみのコラーゲンの存在。そもそも、私たちの身体は、水分を除いた約半分がたんぱく質で構成されていますが、コラーゲンはそのたんぱく質のうち約30％をも占めている成分です。

ですから、コラーゲンを増やすには、質のいいたんぱく質をたっぷり食べるのがベスト。豆類や大豆製品、魚介類や肉類、ナッツといった食材がおすすめです。

さらに肌の代謝、ターンオーバーを促進するためには、**たんぱく質と一緒にビタミンCをとると効果的といわれています。**

インナービューティーダイエットの基本でもある「腸を美しくする」という観点からみると、豊富な食物繊維を含む大豆製品とビタミンCが豊富な青菜、赤パプリカやブロッコリーを一緒に食べることができるメニューは、肌を若返らせる最強のレシピになります。

ちなみに、コラーゲンは前述したように身体の内側からつくられるものであって、外側から塗っても内側までは達しないことがほとんど。**「塗る美容液」より「食べる美容液」を実践するほうが、確実に美肌効果を実感できます。**

肌のハリに効くレシピは、182ページで紹介している「ぷるぷる肌の即席和え」

です。

「美肌に必要な栄養素はビタミンC」とスラスラ答えられる人は、美容偏差値の高い人。

◎美白に効くのは？

ただ、だからといってビタミンCばかり集中的にとってもすぐに効くとは限りません。**ひとつの栄養素だけ突出していても、身体の代謝はうまくまわらないからです。**バランスよく全体の栄養レベルを上げていくことで、はじめて肌の変化を実感できるのが美容食の考え方。

その意味では、美肌をつくる成分として最近注目されているのが**「D-アミノ酸」**の存在です。もともと、私たちの身体の約15％はたんぱく質でできていますが、そのたんぱく質をつくっているのがアミノ酸です。つまり、アミノ酸は肌や内臓、血液やホルモンといった、私たちの身体を構成する重要な役割を果たしているということになります。

また、アミノ酸は身体をつくっているだけでなく、細胞分裂に必要な酵素の材料にもなります。肌でいえば、アミノ酸があることで細胞の再生が活発になるために、美白の敵であるメラニンをコントロールしたり、ターンオーバーを促進したりすることがわかっています。

そのアミノ酸の中でもＤ－アミノ酸は、真皮と呼ばれる肌の奥にまで届くという説もあります。肌の深い部分からアプローチできるとしたら、より美しくなれる可能性が高いはず。**このＤ－アミノ酸を含むおすすめの食材は黒酢です。**

いつもの調理で普通の酢を使うところを黒酢に変えるだけなので、とりいれるのも簡単。美白対策のできる簡単な「赤パプリカの黒酢和え」は、１８３ページでレシピを紹介しています。「黒酢は美白調味料」なのです。

◎シミやソバカス対策には？

シミやソバカスを予防するためにも、基本的な考え方は美白と一緒でビタミンＣやＤ－アミノ酸をとることが大切ですが、そのほかの対策としては甘い物をひかえるという方法もあります。

シミ、ソバカスは、身体の中の燃えカスです。甘い物をとりすぎると血液の質がにごって血流が低下し、肌にトラブルが生じます。

なにかを加える前に身体から必要ないものをとり除くことが、より大切です。そのうえで、肌をより強化するために助けてくれるのはビタミンAです。皮膚や粘膜を整える働きがあるため、肌質が格段に上がります。

ビタミンAは緑黄色野菜に多く含まれ、とくにニンジンに多いといわれています。他にもカボチャ、青菜、トマトなど。ニンジンやカボチャは比較的糖質が高い食材ですが、身体に必要な栄養素を含んでいます。食べ過ぎをひかえることや、夜ごはんでは少なめにするなど調整して食べることで、美しさを高めてくれます。ニンジンを効率よく食べられる「大豆とニンジンのミニハンバーグ」も184ページでレシピを紹介していますので、試してみてください。

◎シワを増やさないためには？

シワの原因として考えられている代表的なものに「紫外線」があります。紫外線を浴び続けると、エイジングをうながす活性酸素が発生し、肌の中にあるコラーゲンの働きを弱めてしまうといわれています。**コラーゲンの働きが弱くなると、肌に無数の**

小さな凹凸ができ、やがてそれがシワとなってしまうのです。

日常生活でシワを増やさない工夫として私たちがすぐにできることは、まずはなるべく紫外線を浴びないようにすること。そして、肌を老化させる犯人の活性酸素をとりのぞくために欠かせない、ビタミンA、C、Eを積極的にとることです。

ビタミンAは皮膚や粘膜の健康を維持するために必要な栄養素。これを多く含む代表的な食材は、モロヘイヤやほうれん草、ニンジン、カボチャ、トマト、大根の葉や小松菜。

ビタミンCは、過剰なメラニンの生成を抑制する働きや、できてしまった黒色メラニンを無色化する働きがあるといわれています。赤パプリカに菜の花やカブの葉、モロヘイヤや水菜、ブロッコリーに多く含まれています。

ビタミンEは、強い抗酸化力で細胞の老化を遅らせてくれます。カボチャやアーモンド、モロヘイヤ、菜の花、ひまわり油などです。

これらが一度で食べられる「美肌ナムル」は185ページで紹介していますので、紫外線をたくさん浴びたと思ったら、ぜひとりいれてみてください。

「なんだかだるい……」を解消する香味野菜と鉄分

「睡眠時間は足りているはずなのに、毎朝起きるのがつらい」

「いつもだるくて疲れやすい」

といった経験はありませんか？　もしも、そんなふうな〝不調〟を抱えているなら、毎日の食事に不足しているものがあるのかもしれません。

たとえば、**疲れやすいという人が不足しがちな栄養素の筆頭はビタミンB_1。**ビタミンB_1の役割と効能については後ほど詳しく触れますが、そのビタミンB_1をより効果的に身体の中に取り込む成分があります。それが、アリシンや硫化アリルと呼ばれるものです。

ビタミンB_1は、アリシンや硫化アリルと一緒にとることで、吸収率が高くなることが知られています。アリシンはとくにニンニクに、硫化アリルはタマネギ、ニンニクに多く含まれています。これらはウイルスや細菌から身体を守る力や、血液をサラサラにする力、免疫力を高める力も持っています。これらの食材を薬味として、豚肉や玄米といったビタミンB_1を多く含む食材と合わせて調理することで、おいしさも栄養価もアップするので一石二鳥でしょう。ネギと玄米のチャーハン、豚肉のガーリック炒めなどがとりいれやすいでしょう。

また、不調を感じやすい人に共通して見られる特徴として、

「肌がくすみがちで化粧のノリもよくない」

「それほど疲れていないのに、人から『疲れているね』と言われる」

というものがあります。これらは、顔色の悪さやくすみからくることが多いもの。

さらに、その原因を追究していくと、血液の質が低下していることが考えられます。

顔色がよくないということは、肌の下を流れる血液に負担がかかっているという証拠。血液のレベルを上げるためには、腸を整えること、そして鉄分を補うことが大切になってきます。よく、鉄分が不足すると貧血になるといわれていますが、鉄分不足の影響は、血液を通して身体だけでなく肌にも現れます。

鉄分を多く含む食材には、レバーや牛肉などの肉類、カツオやアサリといった魚介

類、ほうれん草やヒジキ、キクラゲなどが有名ですが、これもビタミンB_1のときと同様に、単体で食べるよりも効果的に吸収できる食べ方があります。

それは、**ビタミンCと一緒に食べること。**たとえば、肉料理や魚料理を食べるときにはレモンをしぼる、といったシンプルなことでもＯＫ。ほうれん草のおひたしにレモンを加えて酢の物に。ヒジキの煮物にブロッコリーを添えるなどもおすすめです。

これまで「調子が悪いのは加齢のせいだろう」と諦めていた生徒さんの中にも、ほんの少し食べ方を工夫しただけで不調がみるみる改善した人はたくさんいます。

不調が改善すれば、気持ちが明るくなるだけでなく、実際に血液が綺麗になることで顔色のトーンがワンランク上がります。すると、自然に美人オーラが出るようになり、「最近、綺麗になった？」「何かいいこと、あった？」とまわりからいわれるようになりますよ。

「体臭」「口臭」は腸からはじまる

女性の多くが悩む便秘。サロンの生徒さんでも、通いはじめの頃は便秘に悩まされている人が多くいます。

その理由には、男性に比べて筋力そのものが弱く、便を排泄するための腹圧が少ないことや、女性ホルモンが腸の活性化を抑制する作用があること、また、日々のストレスも影響しています。さらに、年齢を重ねるにつれて便秘を患う割合も高くなります。

そもそも便秘とは、「三日以上、出ていない」または「毎日出ていてもスッキリしない」状態であると日本内科学会は定義しています。

私たちが食事をすると、食べた物は胃から腸へと下りていきます。腸で固形状になり排便の準備が整うと、便意が起きて肛門から身体の外へと排出されます。この排便のメカニズムのどこかの段階でトラブルが発生したときに便秘が起きるわけです。

便秘にはいくつかの種類があるといわれていて、それぞれの症状もさまざま。たとえば、生理前や旅行中にお通じがないなど、一時的に排便のリズムが乱れている一過性便秘。一過性のものは、原因が取り除かれれば改善します。ダイエットをして極端に食事量を減らしても便秘になりやすくなります。こういった場合は、朝・昼には玄米を中心とした穀物をよく噛んで食べてあげると改善しやすくなります。

慢性便秘には三種類あります。腸の働きが悪く、便を押し出す力が弱いタイプの弛《し》緩《かん》性便秘、排便の感覚が鈍くなってしまう直腸性便秘、そしてストレスからなるけいれん性便秘があります。

弛緩性便秘と直腸性便秘は、女性や高齢者に多く見られます。便が腸の中でとどまってしまう状態です。この便秘の場合、食物繊維をよく噛んでたっぷりとり、こまめに水分補給しながら朝食後にトイレに行く習慣をつけることが大切です。**しっかり「噛む」ことで改善する便秘も多くありますので、試してみてくださいね。**

大腸の一部がけいれんして便の通過を妨げるけいれん性便秘は、ストレスでおこりやすい便秘といわれています。おなかのハリや痛みを伴うときは、食物繊維はひかえめにしたほうがいいでしょう。自律神経の乱れが考えられますので、リラックスし、ストレスの原因を取り除いてあげましょう。

いずれの場合も、腸のトラブルにより便が出にくくなるだけでなく、肌荒れや吹き出物として肌にダメージが出ることもあります。また、**長いこと腐敗物質を腸に溜めておくことで、体臭や口臭の原因にもなるといわれています。**

便秘を患っている人の多くは弛緩性便秘といわれます。不足しているのは、「野菜」「水分」「朝食」「睡眠」「咀嚼《そしゃく》」。基本の心がけこそ美しくなる最短の道です。「サロンに通い、今までと比べて驚くほどたくさんの野菜を食べるようになった途端に便秘が解消しました」といううれしい声もたくさんあります。

野菜を中心とした食材で、便秘がちな人におすすめしたいのは、青菜やタマネギ、きのこ類や海藻類。そして、**発酵食品のぬか漬けや味噌、しょうゆなども腸を健やかに保つ働きがあります。**

食物繊維も便秘を解消する強い味方になります。食物繊維には水溶性と不溶性の二種類があり、両方をバランスよく食べることが望ましいとされています。

水溶性食物繊維と不溶性食物繊維をそれぞれ多く含む食材については、後ほどまとめてご紹介します（151ページ）。

そのほかに私の場合は、朝から腸の働きを活発にするため、**ベッドから起きて最初にコップ1杯の白湯を飲むことにしています。**熱くも冷たくもないプレーンな白湯を飲むことは、胃腸のためにおこなう準備運動のようなもの。「今日も一日元気でがんばろう！」と自分に気合いを入れるためにも、朝食の前におこなう朝の儀式になっています。

実際、起床後の空腹時にダイレクトに食べ物を食べるより、一杯の白湯を胃腸に入れておくほうが、血糖値の上昇をゆるやかにするといわれています。すると、食後の眠気もなくなります。

身体も心も朝からスッキリするし、食後の眠気も解消できるのですからいいことづくめ。ぜひ、目覚めに一杯の白湯を試してみてください。

「むくみ解消スープ」を常備する

「むくみがちなので、実際の体重よりも太って見える」

「顔がむくんで目が小さく見える朝がある」

朝から立ち仕事が続いたり、一日中パソコンの前に同じ姿勢で座っていたりすると、夕方には足がむくんでしまって靴がきつく感じることもありますね。女性にとって、むくみの悩みはとても不快です。

むくみは、なんらかの原因で身体の半分以上を占める水分のバランスが崩れ、血管内の水分が外に出てもどれなくなり、細胞と細胞の間に留まることで起こります。つまり、余計な水分をため込んでいる状態がむくみです。

むくみは、太って見えたり、身体を重く感じさせたり、エイジングを加速させる犯人にもなりかねません。

第2章で、「むくみには高野豆腐」ということはお伝えしましたが、とくに効果があるのはやはり減塩です。

「塩気の少ない食事だと物足りないのでは？」と心配する声もときどきありますが、安心してください。「おいしく食べつつ、摂取塩分は少なくなっている」という食べ方は可能なのです。

具体的には、**「朝食」「食材」「味付け」**という三つのポイントが、減塩対策には重要になります。

まず朝食で気をつけるのは、「何を食べるか」という点。

塩気の多い食材をひかえ、酸味、天然の甘みなどを活用します。

私の場合は、普通の酢より甘みの強い黒酢をかけたサラダや、前著で紹介した大根と小松菜と黒酢をフードプロセッサーで回した「むくみを解消する大根おろし」を食べます。ほかに、果物も塩気がなくてもおいしく食べられる代表的なもの。そのまま食べるだけで塩分を大幅にカットできます。

塩分をコントロールする二つ目のポイントは栄養素。

体内にとり込みすぎた余分な塩分を身体の外へ排出させる働きのあるカリウムを多

く含む食材を積極的にとりましょう。たとえば、青菜やアボカド、トマトやリンゴ、キウイなどです。冬場は火を入れて調理をすると身体も温まります。リンゴをウォータースチームすると甘さも強くなり、おいしくなります。コンポートですね。

さらに、調理をする際の味付けも大切です。今まで塩で味付けしていたところを、コクと旨みでフォローしながら食べるようにします。コクと旨みがしっかりあれば、塩分は少しでも満足できる味になるからです。

たとえば、私が活用しているのはベジブロスといって、**捨ててしまいがちな野菜の切れ端で出汁をとったものを、ブイヨンの代わりに使うようにしています。**

つくり方も簡単。フタのついた大きなお鍋にキャベツの芯やカボチャの種、大根の根元のような野菜の余りを入れて、野菜が隠れるくらいまで水を注ぎます。フタをして弱火で20分以上煮込み、味を確認して出汁や旨みが感じられればＯＫ。できあがったらザルでざっと漉《こ》して二~三日は使えます。たくさんつくってすぐに使わないときにはジップロックへ入れて冷凍庫に一回分ごと分けて凍らせるのもおすすめ。

市販のブイヨン以上に甘くて奥行きのある深い出汁がとれるので、私は心を落ちつかせたいときにもつくっています。

また、調味料では、塩分の代わりにバルサミコ酢を活用して塩分コントロールをすることもあります。

バルサミコ酢特有の甘さとコッテリした風味は、塩だけで味付けをするよりもリッチで満足感のある味わいに仕上がります。

フタを開けたまま弱火にかけ、煮つめて使うととろみと甘みが強くなり、満足度も上がるのでおすすめです。ドレッシングとして生野菜にかけてもおいしく食べられる、塩分コントロールメニューです。

外食や出来合いの惣菜ごはんが続くと、どうしても精製塩が増え、むくみも感じやすくなります。そんなときこそ、おうちごはんでむくみ知らずな自分をつくっていきましょう。

「肩コリしない身体づくり」に必要な三つのこと

「肩がこったな」と思ったとき、あなたは何をしていますか？　手軽にできるところではストレッチでしょうか。マッサージも気持ちいいですよね。

すでにこってしまった肩は、動かしたりもみほぐして、不快感を軽減するよりほかに方法がありません。でも、本当に目指したいのは「肩コリしない身体をつくること」ですよね。

そもそも、肩コリの原因は、肩のまわりの筋肉が固くなって血行が悪くなること。それにより、乳酸などの疲労物質がたまって、肩コリという痛みや不快感が生じるようになります。

そのため、血のめぐりをよくするための「血行促進」、身体にたまった疲労物質を少なくするための「デトックス」、緊張した肩や心身をときほぐすための「リラックス」という三方向からのアプローチが有効ということになります。

この三方向からのアプローチをそれぞれの食材に対応させて説明しましょう。

「血行促進」のために私が積極的に食べているのは、アーモンドです。

アーモンドに含まれるビタミンEは、血流をよくするだけでなく、「若返りのビタミン」「抗酸化のビタミン」などと呼ばれるほどアンチエイジングの強い味方になってくれるもの。おまけにもうひとつ、脂肪燃焼効率をアップさせ、基礎代謝を高めるという、うれしい作用もあるのです。

とはいえ、食べ過ぎは吹き出物の原因になるので要注意。私も大好きで、ついつい食べ過ぎてニキビをよくつくっていますが、最近は、「毎朝、10粒」と決めて、朝食のときに食べるようにしています。

「デトックス」のためには、大根、ネギ、タマネギといった辛味野菜で肝臓の解毒作用を、ワカメやヒジキといった海藻類で腎臓の排泄機能の働きをそれぞれ高めていきます。いずれも体内に不要なものがあることで血流が滞り、トラブルが生じてしまう防御策となるわけです。

「リラックス」も、肩コリをしない身体づくりには必要不可欠な要素です。仕事でも家事でも、何かひとつのことに集中する時間が長かったり、時間に追われていたりすると、どうしても心には負荷がかかり、身体もかたくなっていってしまいます。

そんなときこそ、ほんの5分でいいのでリラックスできるような時間を持つことはとても大事なこと。

私の場合は、椅子に深く座って「はーっ」と大きくため息をつきます。また、オーガニックのノンカフェインコーヒーを飲むことで、つかのまの休息を楽しむようにしています。

運動嫌いな私ですが、寝る前の簡単なストレッチとして肩をまわしたり腕をのばしたり腰をひねったりを、「なりたい自分のために」と楽しみながら行っています。

いずれにしても、いつでもフレッシュな血液を身体のすみずみまでめぐらせておくことが、肩コリしない身体づくりの基本です。サロンでは、よく嚙むことを意識したら慢性的な肩コリが軽減したという声も多く聞かれました。

ボリュームのない髪は「たんぱく質」と「ミネラル」

ひと昔前であれば、「髪の悩み」と聞けば男性を対象としたものがほとんどでした。ところが、最近では女性にも髪に悩みを持つ人が増えています。

とくに、30歳を過ぎたあたりから女性の髪の悩みは急増。

「コシがなくなって、ヘアスタイルが決まりにくくなった」

「抜け毛が増えて、ボリュームがなくなった」

「分け目が昔より薄くなっている気がする」

など、私のまわりでも悩んでいる大人の女性はたくさんいます。

20代後半から40代の女性は、仕事や家事、子育てのストレスに加え、ホルモンバランスの乱れなど、心身の不調を訴える原因はたくさん考えられます。その影響が髪にも及んでしまった可能性はあるでしょう。

身体や心が疲れてしまうように、髪も弱ってしまうときはありますよね。そんな弱った髪も、食事の仕方でツヤツヤさらさらに甦らせることができます。

実は私も昔、あらゆるダイエットを試しては失敗することを繰り返して、髪の状態が最悪だった時期があったのです。当時は指が通らないほどギシギシで、まるでお人形の髪の毛のようでした。

ところが、栄養の勉強をするようになって食生活を変えたところ、髪質が劇的に改善しました。だからこそ、「自分が食べた物は、すべてきっちりと自分に返ってくるものなんだな」と実感できるようになったのです。

そんな自分の反省から学んだことは、**髪の状態がよくない場合の多くは、身体のすみずみまで十分な栄養素が行き渡っていないサイン、ということです。**

栄養面でスカスカな食事内容では、髪の毛もスカスカになってしまっています。

さらに、髪も顔とつながっているので、外側からのケアだけでは不十分かもしれません。

いくら高価な化粧品を塗っても肌の奥からは改善されることがほとんどないように、パックやトリートメントなどのヘアケア製品だけに頼っても、本当の改善は難しいのです。食事との合わせワザで労ってあげることで、より効果を実感できるでしょう。

食事で髪をケアするポイントは三つあります。ひとつは、髪の毛をつくる材料になっているたんぱく質をとること。魚・肉・大豆製品などは、上質なたんぱく質を多く含む食材として必須です。

ほかにも、頭皮に流れている血管を強化する鉄分を多く含む、ヒジキ、青菜、ゴマ、のり、ワカメ、赤身肉といった食材も、髪の栄養を補給するにはふさわしいでしょう。

ネバネバ製品はムコ多糖類といい、髪の毛の細胞をつなぐ役目があるといわれています。髪のコシを強くするために、納豆、山芋、オクラ、もずくなどを意識してとりいれてみてください。コシとツヤのあるエイジレスな髪の毛が育っていきます。

髪を美しくする秘訣は、そのまま爪のケアにもつながっていくといわれています。

考えてみれば、髪や肌、そして爪もひと続きのもので、すべて自分の大切な身体の一部。髪にいいものは、肌や爪にだっていいに違いありませんよね。

よく、**爪が割れやすい人や、爪が弱くてなかなか伸びないという人がいますが、そ**

んなときは海藻や椎茸などの乾物、貝類といったミネラルを多く含む食材を食べるようにするといいでしょう。

普段、海藻を食べる機会が少ないという人も、いつもの味噌汁の具材にワカメを加えたり、ごはんを炊くときにヒジキや切り干し大根を加えたりするだけで、不足しがちなミネラルを補う効果はあります。

ヒジキを煮るのは面倒という印象の人も多いと思いますが、とっても簡単に甘くておいしいヒジキ煮をつくることは可能です。１８６ページに「シンプルひじき炒め」のレシピを紹介しておきますので挑戦してみてください。

背中のニキビは「緑と赤の野菜」で治す

皮脂の分泌が盛んな10代のニキビとは異なり、20代や30代以降になってできる大人のニキビは治りにくいやっかいなもの。とくに背中にできてしまったニキビは、自分では見えないのに、他人からは見えているようで気になりますよね。

大人のニキビの正体は、体内にたまった老廃物であることがほとんどです。

ストレスやホルモンバランスの乱れ、睡眠不足といったさまざまな原因によって、肌は老廃物の代謝がスムーズにいかなくなります。この血液の汚れがニキビとなってしまうのです。

10代のニキビが顔のおでこや鼻といった、いわゆる〝Tゾーン〟にできやすいのに対して、大人のニキビは背中や顔のあごにできやすいのも特徴です。

こうした**大人のニキビが、薬を塗って治そうとしてもなかなか治らないものが多い**

のは、表面上のトラブルではないからです。逆に、老廃物を滞らせないような綺麗な血液をスムーズにめぐらせる食事をすれば、改善への道はすぐです。

実際に、サロンの生徒さんで大人のニキビに悩んでいた人の中には、仕事が忙しいこともあり、平日はほぼ外食という状態の人がいました。

「デパ地下のサラダはちゃんと食べていたんですけど……」と本人が努力されていることも伝わってきます。ただ、美肌を目指す場合、**市販の小さな容器に入ったサラダやお惣菜だけでは、血液を綺麗にするだけの野菜には足りません。**

彼女に限らず、多くの女性たちが「自分では野菜を食べているほうだと思っていたのですが……」と口にします。実は、肌の改善には、自分で考えている以上にたくさんの新鮮な野菜が必要なのです。

そうなると、市販のサラダを買うよりも野菜を丸ごと買って自分でサラダをつくったほうがローコストだし、おいしさや新鮮さ、栄養価もまるで違うことにも気づいていきます。

野菜を食べるといっても前述のようにちぎるだけでもいいので、毎日5分もかからずに仕上がります。

その際、**買うべき野菜は「緑と赤」と覚えておくと便利です。**

青菜やブロッコリーなどの緑と、赤パプリカやニンジンなどの赤。これらの野菜に、レモンをしぼったりお酢を入れたりして、アーモンドオイルや亜麻仁油などと少しの塩を加えれば、即席のおいしいサラダが完成します。

おかずにする際は、これらの野菜を使ったおからもおすすめです（レシピは187ページです）。

ほかにも、大人のニキビが消えてツルツルの肌になった生徒さんたちに共通している体験談として、**デトックスの力のあるプーアール茶やルイボスティー、椎茸茶やハトムギ茶などをよく飲んでいた、というのもあります。**

好みのフレーバーの茶葉をいくつかストックしておいて、気分に合わせてセレクトして飲むのも気持ちが豊かになるコツですね。

風邪気味の日には「免疫アップごはん」

秋から冬にかけては気温も下がり、体調を崩す人も増えるシーズンです。でも、同じ気温でも風邪をひきやすい人とひきにくい人がいるのが不思議なところ。いったい、両者の差はどこにあるのでしょうか?

ひとつには、風邪をひきにくい人は免疫力を下げない生活を自然と送っているというこことが考えられると思います。

たとえば、体温を下げない工夫。**私たちは、体温が1度下がるごとに免疫力が30%低下する、といわれています。**反対に、体温が1度上がるごとに、免疫力は5~6倍アップするという説もあります。だからこそ、いつでも体温を高めにキープしておくことが大切なのです。

私の場合、冷え予防には飲み物に気を配るようにしています。

まず、**飲みものは外出先のカフェでも自宅でも、氷をできるだけ入れないようにしています。**

夏の暑いときでも、できるだけ常温をチョイス。夏はクーラーなどで冷えていることも多いので、免疫のためにも口から入れるものが冷たすぎないことが大切です。できるだけ、常温または温かい飲み物を飲み、身体を内側からやさしく温めてあげましょう。

また、**「ちょっと風邪気味かな」と感じたときには、いつもの料理にショウガをプラスしています。**

食べることで身体を温めたり、発汗作用をうながす働きのあるショウガを食べるように工夫することは、薬に頼る前に自分でできる、風邪をひかないための防御策にもなっています。

食欲のないときは味噌とショウガをマグカップに入れ、ポットの湯を注いだだけの味噌スープがおすすめ。とっても簡単に身体を温めてくれます。

そのほか、**免疫力をアップする食材として頼りになるのは、きのこ類です。**

きのこ類に含まれるβ‐グルカンという食物繊維の一種は、免疫力を高めるといわれています。

料理にきのこ類を加えると、ボリュームがアップするので満足感もアップ。加えて、栄養価と免疫力も高くなるというとても優秀な食材です。ショウガときのことニンニクは、味も栄養もとっても相性のよいトリオです。180ページでご紹介した秋のメンテナンスレシピ「女度アップきのこ炒め」にニンニクやショウガをプラスしてもおいしいですよ。

綺麗の元をつくる「注目の栄養素」

ファッションやメイクにもトレンドがあるように、綺麗になるための栄養素や食材にも新しい発見や注目の栄養素が数多くあります。ここでは、ダイエットサロンでの実体験を通して効果の高かった食材と栄養素の情報をお伝えします。

◎脂肪燃焼！　タマネギの「ケルセチン」

タマネギはメインになる野菜というよりは、どんな料理でも脇役のポジションをとっていることがほとんどですが、大変重要な役割を果たしてくれています。

ポイントは、ケルセチンという成分。ケルセチンという名前をはじめて目にする人も多いと思いますが、プルーンやブルーベリーなどに代表されるポリフェノールの仲間です。美肌づくりの強い味方である抗酸化作用があったり、脂肪の燃焼をサポートしたりと、女性にとっては非常に心強い食材です。

出色なのは、生で食べても、加熱して食べても、それぞれ異なるメリットがあるという点。**生で食べると血糖値を下げる効果が期待でき、加熱して食べると抗酸化作用によりLDLコレステロール（悪玉コレステロール）を減らす力がある**といわれています。

ケルセチンを含むポリフェノールは、細胞壁を壊すように調理するほうが体内に栄養素をとり込みやすいという説もありますが、その際には栄養素の溶け出した煮汁まで飲むようにしましょう。

また、タマネギには腸内環境を整えて善玉菌を増やす働きのあるオリゴ糖も多く含まれています。私は、このオリゴ糖の甘味を活かしつつ、あらゆる料理にタマネギを入れてしまうこともしばしば。

少量の水を鍋に入れて野菜を蒸すウォータースチームは、スライスしたタマネギを入れることで、料理全体の甘みが増すだけでなく、蒸したときにタマネギから水分が出て鍋底の焦げつき防止策としても役立ちます。

そして、どんな野菜のポタージュでもウォータースチームをしたタマネギが欠かせない理由は、まろやかで白砂糖とは違うコクと甘さに仕上がるからです。

コトコトと煮込むほどに甘くなるタマネギは、四季を通じて店に並んでいるのもうれしいところ。常温で保存もきくので、いつでもキッチンに備えておきたい野菜のひとつです。

◎若返りを底上げ！　キャベツの「イソチオシアネート」

キャベツは、モデルさんや美容関係の仕事をしている人たちも好んで食べている野菜で、ビタミンCやミネラルはもちろん、食物繊維やポリフェノールなどをたっぷり含んでいます。

最近とくにその美容効果の高さから注目が集まっているのが、キャベツの中のイソチオシアネートという成分です。**イソチオシアネートは、抗酸化作用の働きが強いため、身体を老化させる原因の活性酸素の発生を抑える効果が期待されています。**

さらに、**イソチオシアネートは肝臓のデトックス作用もあるといわれています。**これも綺麗な身体をつくるためには、とても重要なこと。

私たちが毎日なにげなく食べている市販の食品には、多くの食品添加物が入っており、肝臓がこれを分解してくれているからです。

肝臓は、私たちの体内の不要物などを解毒してくれる働きのある内臓ですが、食品添加物を過剰に食べ続けていると負担がかかってしまいます。「肝臓＝アルコールを分解する臓器」と思われがちですが、それだけではなく、食べるものの毒素を解毒してくれているのです。

だからこそ、肝臓のデトックス効果をサポートして、ときどきは休めてあげることが必要。そのためのメンテナンス食材としてキャベツを食べることは有効です。

いちばん効果的な食べ方は、キャベツを丸ごと一個買って、包丁を入れたばかりのフレッシュなうちに、生のまま たくさん食べることです。ただ、生食では食べられる量に限界がありますし、ひとり暮らしの人や忙しくて毎日自炊できないという人は、「キャベツを丸ごと買っても食べきれずに困ってしまう」ということもあるでしょう。

そういった場合は、漬物にしてしまうことをおすすめします。余った分のキャベツをザク切りにして薬味を加え、塩でもんで30分もたてばおいしく変身します（詳しいレシピは6ページにあります）。

発酵食品を食べると、腸内細菌が増えて腸から美人になれるというボーナスまで付いてきます。

◎サビつきを防ぐ「ブロッコリースプラウト」のスルフォラファン

高い抗酸化力を持つのはアブラナ科の野菜です。ブロッコリー、キャベツ、芽キャベツ、カリフラワーなどのアブラナ科の野菜には、数多くのフィトケミカルが含まれているので、免疫力を強化し、老化を抑制し、乳がんの予防にも力を発揮するといわれています。

また、数ある野菜の中でもブロッコリーの新芽、ブロッコリースプラウトに含まれる「スルフォラファン」には、発がん物質が細胞内に侵入するのを妨げる働きがあるとされ、ブロッコリーの約20倍含まれているといわれています。

ブロッコリースプラウトは、さっと洗ってサラダに加えるだけで食べられますから、手軽でうれしい食材の一つ。ひと手間の工夫で、内臓美人を目指しましょう。

◎便秘解消！　オリゴ糖

「ダイエット中は甘いものはＮＧ」と思いがちですが、同じ甘い「糖」のグループの中でも、オリゴ糖は特別。ダイエット中でも、むしろ積極的にとりたい成分としてあげておきます。

オリゴ糖は、精製された砂糖とは異なり、太る原因のエネルギーとしては体内に吸収されにくいのです。

また、腸内の善玉菌を増やす効果も知られていて、摂取することで腸内環境を整えて便秘を解消する作用があることや、血糖値を上げにくくすることも、ダイエット向きの糖といえるでしょう。オリゴ糖は、タマネギ、ニンニクやアスパラ、ゴボウや大豆製品などに多く含まれています。

◎ダイエット促進！　ビタミンB_1

「健康診断では病名がつかないのに、なぜか毎日疲れている」という人が増えています。慢性的な疲労感を軽減するための栄養素に、ビタミンB_1があります。

甘い物の食べ過ぎも疲労の原因のひとつです。というのも、ビタミンB_1の役割には糖質を分解する、ということがあります。

甘い物を食べすぎると、糖分を体内で分解するために優先的にビタミンB_1が使われ

てしまい、疲労回復のために使うビタミンB$_1$が足りなくなってしまうのです。すると、たまった疲労感は解消されることのないまま、「疲れたから甘い物が食べたい」という、マイナスのスパイラルがはじまってしまうのです。

改善する食べ方のポイントは、精製された糖質をひかえ、ビタミンB$_1$の体内消費量をひかえること。もう一つは、いかにビタミンB$_1$を多く含む食べ物をたくさん把握しておくか。買い物の選択肢を増やしておけば、いろいろな料理で応用することができます。

たとえば玄米は、炊いたお米100グラムで比較すると8倍もビタミンB$_1$の数値が高くなります。他にも黒米、赤米なども、ビタミンB$_1$が豊富で身体を温めるといわれています。

野菜ではモロヘイヤや菜の花。また、前述したように、どの野菜もぬか漬けにするとビタミンB$_1$が飛躍的に増えることが確認されています。乾物では、切り干し大根がおすすめです。そのほかに豚肉やウナギ、大豆製品もいいでしょう。

また、調理するときに気を付けたいのは、ビタミンB$_1$は水溶性のビタミンのため、水に溶けだしてしまうこと。過熱にも弱いという性質がありますから、できるだけ汁ごと飲めるスープにするのがいいでしょう。

ほうれん草の場合は、1分茹でるとビタミンB_1が15％減少し、3分茹でると80％も減少してしまいます。ですから、茹でる際には長時間にならないように意識しましょう。

私はいつも、沸騰したお湯にひとつまみの塩を入れ、根元から入れてフタをして30秒。常温で熱をさましてから切ります。水にさらすのは緑色を鮮やかに残したいときだけです。

◎お肌の潤いアップ！　ビタミンB_2

ビタミンB_1は糖質の代謝に使われますが、ビタミンB_2は脂質の代謝にとくに使われます。**ビタミンB_2が不足すると、皮膚や粘膜の潤いを保てなくなり、肌荒れを起こしたり、口内炎ができたりと、美肌とはほど遠い状態を招いてしまいます。**

肌荒れや口内炎のときに油ものをひかえることをすすめられるのは、お肌のためのビタミンB_2を脂質代謝で使ってしまいたくないから。**スベスベぷるぷるの肌づくりには、ビタミンB_2は必要不可欠の栄養素なのです。**

ビタミンB_2は、発酵食品では納豆や味噌、野菜では舞茸やモロヘイヤ、肉類ではレバーにそれぞれ多く含まれています。

ビタミンB_2は熱に強いため、加熱調理してもそれほど減少しないのですが、光（紫外線）に弱いという性質を持っていますので、保存は冷暗所がおすすめです。

◎ぽっこりおなかを解消！　水溶性食物繊維

「それほど太っているわけではないものの、なぜかいつも下腹がポッコリしている」という悩みを抱えている生徒さんは、私のサロンにも数多くいます。そういう人の中には、「食物繊維がいいと聞いたので、野菜をたくさん食べるようにしているのに、おなかはポッコリしたままなんです」と訴える人もいます。

ですが、これは食物繊維の落とし穴。実は、ひと口に食物繊維といっても「不溶性食物繊維」と「水溶性食物繊維」という二種類があるのです。

不溶性食物繊維は、水に溶けずに腸まで運ばれるもの。きのこやゴボウなど、いわゆる「食物繊維」と聞いてイメージするのは不溶性食物繊維のほうでしょう。

この不溶性食物繊維は、老廃物を吸着して身体の外に出すという、デトックスのとても大切な役割を担っています。**ただし、よく噛まずにとりすぎてしまうと、繊維によって便のカサは増えるものの、出ずにそのまま留まっておなかを膨らませてしまいます。**こんなときは水分や良質な油が不足している場合もあるので、こまめに水分補給し、生の油もとりましょう。

一方の水溶性食物繊維は水に溶け、腸内環境を整える役割があります。海藻やコンニャク、リンゴなど果物に多く含まれています。

水溶性食物繊維は、食べたものをゲル状に包み込みながら腸へゆっくりと運び、そのまま善玉菌のエサになって腸内環境を整えて便を排出しやすくなります。血糖値の上昇を抑える働きがあるのも、ダイエットには強い味方です。

〝ポッコリおなか〟やおなかの張りをなくすには、不溶性食物繊維と水溶性食物繊維、二つをバランスよくとることを意識しましょう。

それぞれの食物繊維がとれる食材は次の通りです。

水溶性食物繊維を多く含む食材（栄養素名）

◎大麦、オーツ、きのこ類（β-グルカン）

◎リンゴ、柑橘類の皮、熟したフルーツ（ペクチン）
◎コンニャク（マンナン）
◎オクラ、モロヘイヤ、つるむらさき、山芋、なめこ（ムチン）
◎寒天（アガロース）
◎昆布、ヒジキ、ワカメ（アルギン酸）
◎海藻類（カラギーナン）

不溶性食物繊維を多く含む食材（栄養素名）

◎穀類、とくに米ぬかや小麦のふすまなど穀類の外皮（セルロース）
◎穀類、とくに米ぬか、小麦の胚芽、そばの種子、とうもろこしの外皮、納豆などの豆類（ヘミセルロース）
◎ゴボウ、豆、チョコレート、ココア、切り干し大根（リグニン）
◎エビ、カニの殻（キトサン）
◎納豆、オクラ、山芋、海藻類、なめこ（コンドロイチン硫酸）

これら二種類の食物繊維を効率よく食べられるレシピとして、「ゴボウと豆腐のお好み焼き」を188ページで紹介していますので、参考にしてみてください。お好み焼きとはいってももちろんグルテンフリーで、マヨネーズも豆腐でつくるので、食べるほど身体も肌も綺麗にしてくれるメニューです。

第5章

いつまでも美しくいるために

食欲をコントロールする「魔法のひと口」

「食事の量は足りているはずなのに、なぜか満たされない」
「食べても食べても、もっと食べたいと思ってしまう」
というように、ダラダラと食べていては綺麗になれないとわかっていても、つい食欲をおさえきれないという日は誰にでもあることです。

しっかり食べても気持ちが満たされない原因のひとつには、睡眠不足が考えられます。

睡眠不足の状態でいると、食欲を増進させる働きをするホルモンの「グレリン」が増え、食欲をおさえる働きをする「レプチン」が減少することがわかっています。そのため、どうしてもたくさん食べたくなってしまうのです。

食欲をコントロールしたいときには、まずは毎日がんばって働く自分を労り、できる限り休ませてあげましょう。自分自身を癒してあげる時間を持つことで、身体も心も満たされていきます。

もしも、「睡眠時間は足りているはずだし、栄養を考えた食事をしているつもりなのに食欲がおさえられない」という場合は、食べ方に工夫をしてみることも必要です。

ポイントは、「食後」にあります。栄養バランスのいい食事でしっかりとおなかを満たした後で、**ほんの少しコクのあるものをガツンと食べる**のです。

私が試した中でも、とくに満足度の高かったパターンをご紹介しましょう。

◎ティースプーン１杯のゴマペースト＋塩
◎ティースプーン１杯の甘酒の原液
◎ひと口の玄米に、亜麻仁油＋塩をトッピングしたもの
◎ひと口の豆腐に、たっぷりの黒ゴマ＋塩をトッピングしたもの

共通していえるのは、どれも味わいが濃厚だということ。

ひと口食べれば、「もうこれで満足！」と納得できるくらいリッチで濃厚な味のものを、少量口に入れたらゆっくりと時間をかけて味わいます。

すると、贅沢な風味に気持ちも満たされて、精神的にも落ち着くことができます。

きちんと食事をした後の、「シメのひと口」という段階で食べると最高の効果を発揮します。

ただし、食事のはじめの空腹状態でこの方法を試してしまうと、「もっとリッチなものを！」とエスカレートして、身体が味の濃いものを欲しがるようになってしまうのでご注意くださいね。

甘い物を
やめられないあなたへ

多くの女性はスイーツが大好き。

「疲れたときは、甘い物を食べると元気になる」という理由から、ダイエットや美容の味方にはならないとわかっていても、つい手が伸びてしまいますよね。私も無類の甘い物好きなのでよくわかります。

私たちが甘い物を食べると、脳からは「セロトニン」といってリラックスできたりハッピーな気持ちになったりする働きを持つホルモンが分泌されます。

そのために、「甘い物を食べる」→「ハッピーな気持ちになる」という記憶が、すでに私たちにはすり込まれてしまっています。だから、疲れたりストレスがたまったりしたときには、自然と甘い物に引き寄せられてしまうのです。

私たちが甘い物の誘惑に魅了されてしまうのは、自然な行動なんですね。

楽しく食べて綺麗を目指すインナービューティーダイエットにも、「甘い物は絶対に食べてはダメ」という厳しいルールはありません。

楽しく綺麗にスリムになるためには、ときには甘い物で癒される時間があることが自然ですし、必要だと思います。

同じ甘い物を食べるなら、「何をどう食べるか」を考えながら、「なりたい自分」を手に入れましょう。サロンの生徒さんたちは、7ページでご紹介したような天然の甘味料を使い、とても上手に甘い物と付き合っています。

たとえばコンビニに行っても、「食べたいから買う」の前にひと呼吸おいて本当に今はそれしか選択肢がないのか考えたり、「この後においしいごはんが待っている」など、先の楽しみを考えるようにしています。

また、その食べ物を食べたらどうなるのかについても少し考えるそうです。そのため、**コンビニスイーツやチョコ菓子よりも、ドライフルーツや甘栗を選びます。**添加物がたくさん入っているお菓子の人工的な甘さではなく、素材そのものが持っている芳潤《ほうじゅん》な甘さのほうが、身体が喜ぶことを知っているからです。

同じくらい甘い食べ物を食べるなら、自分を綺麗にしてくれるもののほうがお得だと選択しているのです。

もちろん最初からすんなりそうなったわけではなく、「少しずつ」移行してきた結果です。**甘い物を「ガマン」するのではなく、綺麗にしてくれる食べ物に「シフト」する。**その工夫が彼女たちを美人へと導いているのです。

また、コンビニと並んで甘い物の誘惑が多いカフェには、おいしそうなケーキや焼き菓子がディスプレイされています。そんな魅力的なカフェで、インナービューティーダイエットをはじめた頃の私が実践していたことがあります。

それは、**「メニューを開かない」ということです。**カフェのメニューには決まって、おいしそうなスイーツの写真が並んでいるので、見れば必ずといっていいほど「食べたい！」と思ってしまいます。

だからこそ、はじめからメニューは開かないと決めて、コーヒーや紅茶、ハーブティーといったドリンクメニューをさっさとオーダーすることにしていました。

しかし、そうした努力が必要だったのも、ごく初期の頃だけ。インナービューティーダイエットをストレスなく続けていられる大きな理由のひとつには、**しばらくすると自然にスイーツの類を食べたいと思わなくなる、**ということがあります。

「甘い物を食べたい気持ち」はあなたの意志の弱さでもなんでもなく、単なる「クセ」なのです。

「食べたいもの」を優先するのではなく、「綺麗になるもの」、「身体を思いやるもの」を優先して考えるひと呼吸があれば、必ず身体が整ってきます。

整った身体を見れば、「せっかく綺麗になったんだから、これ以上自分の身体を汚すものは食べたくないな」と思うようになったり、「今日は食べてもOK。その代わり明日はメンテナンスしよう」と自然に思えるようになります。

精製された白砂糖が口に入るたびに血液がドロッと汚れるイメージを持った皆さんは、すぐにこの選択に慣れるはず。ストレスをためずに綺麗になることは決して難しいことではありません。

もしも、「甘い物を食べないとストレスがたまる！」という場合は、白砂糖不使用やグルテンフリーのスイーツをお取り寄せする方法もあります。おいしくて安心のスイーツは8ページで紹介しています。

年齢を重ねると食べたもので大きく差がつく

「あおいさんて、いつでもポジティブですよね」と、いわれることがあります。考えてみると、ダイエットに関してはたしかにそうかもしれません。

たとえば、新しいレシピを考えるために試食を繰り返す毎日が続くと、どうしても太ってしまうことを避けられません。「太ってしまうくらいなら、食べなければよかったな」と落ち込むこともあります。

でもすぐに、「これは私の仕事なんだから太ったことは仕方ない。じゃあ、調整するために何を食べようかな？」と気持ちを切り替えます。マイナスなことに目を向けるより、少しでもプラスになることを考えたほうがワクワクして楽しい気持ちになると思うからです。

また、サロンの生徒さんの中には、「30代になった今のほうが、『綺麗ね』と褒められることが多くて」とうれしそうに話す女性が多くいます。

本来、年齢を重ねると基礎代謝量は減っていきますから、年々痩せにくくなるというのは避けられない事実。年齢を重ねてからスリムで綺麗になるのは難しいと考えるほうが一般的でしょう。それにもかかわらず、なぜ、年齢を重ねたほうが美しくなっていく生徒さんが多いのでしょうか。

それは、**年齢を重ねてからのほうが、がんばったことに対してのリターンに個人差が大きくなるからにほかなりません。**

極端な話、たとえば10代では何を食べていても綺麗な肌や身体でいられますが、**30代では何を食べているかによって、相当差がついていきます。**

口にするものの栄養素に意識を向けて自分を大切にしている人と、知らずに栄養が不足しているものばかりを食べている人とでは、頭から足の先まで美しさがまるで違ってくるのです。

生徒さんたちとモチベーションを保つ秘訣についていつも楽しく話しているのですが、「同窓会」はおすすめです。5年、10年たっても自信を持って昔の仲間に会えるようにしたいと思うと、気持ちも新たになります。

年齢を重ねると、努力をした分だけ自分に返ってくるもの。だからこそ、自分への投資のしがいもありますよね。

そのためには、過去がどうだったかではなく、今日、何をどんなふうに食べて、いかにハッピーな気持ちでいられるか。インナービューティーダイエットでは、そこを大切にしたいと思うのです。

「自分のため」にごはんをつくると心が安定する

あなたは今日、どのくらいの時間を大切な自分のために使いましたか?

「自分のための時間」というのは、仕事や家事などの「やらなくてはいけないこと」ではなく、心から楽しいと思えたり、幸せを感じられたりといった自分を癒すための時間。

私は、誰かのためにがんばりすぎている女性たちを見るにつけ、「もっと、自分のことを癒す時間をたくさん持ってもいいのですよ」というメッセージを伝えたくなります。

なぜなら、**自分を癒したり労ったりする時間こそが、最高に贅沢なデトックスになり、それがあなたをより美しくすることにつながるからです。**

もともと女性は、相手を喜ばせることが好きな性。だから、仕事では職場の人たちを、家事では家族や大切な人を、それぞれに喜ばせるためにがんばりすぎてしまうところがあるのだと思います。

ですが、誰かに喜んでもらうためにはエネルギーが必要ですよね。気づいたときには人のためにがんばりすぎて、エネルギー不足でどっと疲れてさみしくなってしまう。

そのエネルギーをつくりだすのは、自分を癒したり労ったりする時間です。まずは、自分が元気で幸せを感じられるようになることを優先してほしいと強く思います。

私の場合、自分のための贅沢な時間は、料理をつくり、食べることです。

家族や友人、大切な人に心を込めて料理をつくって「おいしいね」といわれるのも大好きですし、「ありがとう。ごちそうさま」といってもらえることもとってもうれしいです。そして、**自分が食べたいものを自分のためにつくる時間を持つと、より一層心が癒されます。**

さらに、つくった料理を時間をかけてゆっくり味わっていると、「ああ、今満たされているな」と感じ、小さなストレスがあっても「今日も良い日だったな」と思えます。それが、心のデトックスにつながっているのでしょう。

だからもし、今のあなたが自分のために使う時間が足りていない、エネルギー不足だな、なんだか疲れちゃったな、と感じているならば、試しに今日自分が食べる料理をつくってみてください。それも、**材料を選ぶところから身体を想って選び、食べるときにも美しくなることにワクワクしてください。**

すると、愛情をかけた分だけ身体や心、そして肌までもが喜びを感じて活き活きとしはじめます。

大切な自分を癒せるのは、本当の意味で自分だけなのです。

ちなみにときどき私が自分のためだけにつくる「美肌促進グリーンカレー」のレシピも189ページでご紹介しています。油もグルテンも不使用で、青菜がたっぷりとれるのに味はコクのあるカレーなので、しっかり食べたいという日にはピッタリです。

痩せたら本当に幸せになれる？

「身体のことを考え、楽しみながら食べていると、肌も身体も心も必ず綺麗になれる」

私はこのことを強く確信しています。

これは自分自身で本当にいろいろなダイエットや美容法を試してみた末に、ようやくたどりついた結論でもあります。

そこにいたるまでには、こんないきさつがあります。

昔の私はコンプレックスのかたまりで、自分自身のことが大嫌いでした。自分の顔や身体の気に入らない部分ばかりを見つけてはため息をつき、まわりのかわいい子を見ては「私なんて全然ダメだ」と落ち込むばかりの日々。

そこでハマってしまったのが、「痩せれば綺麗になれるに違いない」という安易な解決策でした。そこからは手当たり次第、さまざまなダイエットに挑戦して、体重が減ってうれしい気持ちになったこともありました。

ところが、あるときふと「痩せて私は本当に幸せになったの？」と疑問に思ったのです。振り返ってみれば、体重が落ちる前よりもむしろ我慢続きの心はギスギスしているし、イライラして肌の調子も悪く、満たされない気持ちでいっぱいでした。

「外見にとらわれていても、幸せはこないんだ」ということを悟ったのはその頃。

幸せとは、「痩せる」というゴールテープを切ってから突然くるものではなく、ゴールを目指すプロセスで毎日感じることにこそある、と感じました。

じゃあ、毎日、「私って幸せだな」と感じるにはどうしたらいいのか？　それこそが「身体を想う食事」をするということです。

当時の私は食べることが大好きで、おいしいものを食べているときがいちばん幸せを感じているはずだったのに、「きちんと食べたら太るのでは……」と思うと怖くて食べられず、無謀な食事制限を繰り返していたのでした。

こんな経験を通して導き出したのが「インナービューティーダイエット」。食べ物の旬を感じ、まるごと全体のエネルギーをとりいれ、満足感を味わい、なおかつ身体の内側からみるみる綺麗になっていくという、私が心から望んでいたものをすべて叶える欲張りなものです。

私と同じ壁にぶつかってサロンに通いはじめる生徒さんも、最初は体重が減ったことを喜びますが、その後は、「自分のことを少しずつ好きになっていきます」「毎日がとても楽しく思えるようになりました」と、幸せの形が「痩せる」ことのほかにあったことに気づいていきます。

肌や身体がスッキリ綺麗になっていくとうれしいですよね。でも、そのほかにも、「毎日の生活の中で喜びを感じる瞬間がたくさんある」ということに気づくのは、何ものにも代えがたい喜びです。

今の私は、過去の自分と比べると「ずいぶんバージョンアップしたのでは？」と思えます。**目に見えない身体の内側に価値を置くようになり、血液レベルの美しさに自信が持てるようになったからです。**

私たちが持って生まれた美しさをより一層輝かせるためにも、内側から綺麗になって、最高に幸せな毎日を思いっきり楽しみましょう。そのためにも、今日から食べることで身体を思いやり、いちばんの味方である「自分自身」を大切にしていきましょう。

心に情熱を、瞳には輝きを

前著『美人はコレを食べている。』は、とても幸運なことに、多くの女性に手にとっていただき、読んでいただける結果となりました。そのおかげで、「ダイエットに苦しんでいた毎日が、楽しいものに変わった」「痩せたことで自信がついたせいか、一気に世界が広がった気がする」といった声をたくさん聞くことができ、本当にうれしく思っています。

私自身が極度のダイエットフリークであり、こうしている今でも、まだまだ「なりたい自分」に向かって一生懸命に進んでいる途中です。

食べ過ぎてしまって後悔することもしょっちゅうあります。

ですが、ひとつだけ、あの苦しかったダイエット時代とは明らかに違うことがあります。

それは、どんなに落ち込んでもその後で必ず「でも、大丈夫。何があっても、いつものようにしっかりと食事をしていれば、絶対に立ち直れる」と、心の内側から強い自信が自然とみなぎってくることです。そんなふうに強く思えることが、私の心の支えになり、新しい明日を迎えるための希望になっています。

コンプレックスのかたまりだった頃にはなかった、「私には、これからたくさんの可能性があるんだ」と思う気持ちが、自分を大切にした食事をすることによって確実に芽生え、大きく育っています。

また、サロンの生徒さんが美しく変わっていく姿を見ることも、今の私の大きなエネルギーになっています。

レッスンに通いはじめた頃は、みなさんどこか自信なさげな印象だったり、自分を認めてあげることができなかったにもかかわらず、回を重ねるたびに瞳に輝きを増していくのが手にとるようにわかります。

そんな彼女たちの姿を見るたびに、**「本物の美人は、顔のつくりやメイクの上手下手ではなく、瞳の輝きによるものなのだな」**と強く感じます。

容姿の美しさ以上に、その人の心のありようを表現する瞳は、何よりも真実を語り、人の心を動かす力を持っています。

どんなに痩せていようと、どれほど若かろうと、瞳に輝きのある美しい女性には誰も叶わないのです。

なぜ、瞳に宝石を宿したようにキラキラと輝いている女性が美しく見えるのでしょうか。その理由は、**彼女たちは身体の内側を整える食事を少しでもしようと行動し、自信が少しずつついていくからです。**

毎日、1兆個ずつ生まれ変わっている細胞をより活き活きとさせるような食事をしているからこそ、必ず美しい身体に生まれ変わることがわかるのです。

いつでも自信を持ってまっすぐに、瞳を輝かせながら美しく生きること。

ときにはくじけることもありますよね。

でも大丈夫です。

気楽に立ち上がればいい。

その手段として、身体の内側から綺麗になる食事をするインナービューティーダイエットを実践してみてください。

そうすれば、自分の身体を想った食事を通じて、あなたは今よりももっと自分を大好きになって、自然と自分や大切な人をもっと幸せにしたいという気持ちがみなぎってくるでしょう。

インナービューティーダイエットでなりたい自分に近づいていくことは、きっとあなたの可能性を大きく広げるきっかけになるはずです。

いくつになっても心には情熱を持ち、瞳には輝きを映しながら、これからも一緒に楽しく前進しましょう！

メンテナンスレシピ

春のメンテナンスレシピ
Spring Maintenance Recipe

デトックス和え物

春の苦み野菜でデトックスできるレシピ。野菜のビタミンCとビタミンB$_1$で、冬にため込んだ毒素を排泄し、代謝を促進します。キャベツは胃腸を癒すので、冬に食べすぎて疲れた胃腸も修復してくれます。

◌ 材料

水菜（あれば菜の花）……３株
春キャベツ……２枚
アスパラ……２本
大葉……１枚
乾燥ワカメ……ひとつまみ
塩麹……小さじ２～
黒酢……小さじ２～

◌ 作り方

❶ アスパラをさっと茹で、３センチ幅に切る。水菜も３センチ幅に、キャベツ、大葉は千切りにし、乾燥ワカメをもどして水気をよく切る。

❷ ボウルに❶と塩麹、黒酢を入れてボウルで和える。

Point
黒酢の酸味でむくみも撃退できるレシピです。
仕上りイメージは２ページの写真です。

夏のメンテナンスレシピ

Summer Maintenance Recipe

美肌サラダ

夏野菜で身体にため込んだ熱を放出するレシピ。ビタミンCが豊富な野菜で、紫外線を浴びて疲れてしまったお肌に栄養をあげましょう。

◌ 材料

キュウリ……1/3
オクラ……２本
赤パプリカ……1/2個
リーフレタス……適量
モロヘイヤ……２株
アルファルファ……適量
のり……１枚
A
亜麻仁油……大さじ１～
レモン果汁……小さじ２～
塩……小さじ1/2

◌ 作り方

❶ キュウリを薄切り、オクラを小口切り、赤パプリカを千切りにする。リーフレタス、モロヘイヤ、のりはちぎる。
❷ ボウルにすべての野菜を入れ、混ぜ合わせたAを回しかける。

Point
食べ応えを出したいときは、豆腐か納豆を加えて混ぜてもおいしいですよ。仕上りイメージは３ページの写真です。

女度アップきのこ炒め

夏の疲れの出る秋は、免疫力をアップさせるメニューを。きのこ類は、免疫力アップのβグルカンを含みつつ低カロリーなので、量を気にせず食べてOK。白滝もほとんどが食物繊維なので便通の改善にも役立ちます。ゴマは女性ホルモンをアップしてくれます。

◌ 材料

タマネギ……1/2個
舞茸……１パック
椎茸……２個
白滝……１袋
小松菜……３株
豆腐……１/3丁
ゴマ……大さじ１～
塩……適量
しょうゆ……適量
水……大さじ２

◌ 作り方

❶ 舞茸をほぐして椎茸を薄切りにし、さっと洗った白滝を適当な長さに切る。小松菜は３センチ幅に、タマネギは薄切りにする。

❷ 鍋にこげつき防止の少量の水、タマネギ、舞茸、椎茸、白滝を重ね、軽く塩を振って弱火で蒸し煮（ウォータースチーム）にする。

❸ きのこ類から水分が出てきたらひと混ぜし、ひと口サイズに切った豆腐、小松菜の半分（茎の固い部分）をのせてしょうゆを加え、しんなりするまで炒める。

❹ ゴマを加えて器に盛り、残りの小松菜をトッピングする。

Point
小松菜はできるだけ生か半生で食べたほうが栄養を吸収できます。
仕上りイメージは４ページの写真です。

冬のメンテナンスレシピ

Winter Maintenance Recipe

具だくさんな冷えとり味噌汁

冬は毒素をため込みやすい季節。食物繊維の豊富なコンニャクで腸をデトックスし、身体を温めるネギ、味噌をとって代謝を促進します。糖質の高いサツマイモ、カボチャ、ニンジンはメンテナンスごはんではひかえたいので、代わりに大根を選びます。

◌ 材料

大根……２センチ
ネギ……15 センチ
コンニャク……１/２個
乾燥椎茸（スライス）……ひとつかみ
刻みのり……２枚
ショウガ……１かけ
味噌……小さじ２～
水……１と１/２カップ～

◌ 作り方

❶ 大根をいちょう切り、ネギを千切り、コンニャクを一口サイズに切り、ショウガをすりおろす。

❷ 鍋に、大根、ネギ、コンニャク、乾燥椎茸、ショウガ、水を入れ、乾燥椎茸から出汁が出るまで火にかける。

❸ 溶いた味噌を加えて味を整えて器に盛り、刻みのりを上にトッピングする。

Point
豆乳とすりおろしニンニクを加えるとさらに濃厚な味にできますよ。
仕上りイメージは５ページの写真です。

ぷるぷる肌の即席和え

冬になるとビタミンＣが摂取しにくくなります。ビタミンＣはお肌の潤いを高め、ストレスを軽減してくれるので通年とりたい栄養素。そんなときには、茹でてもビタミンＣが失われにくいブロッコリーを発酵食品の納豆と一緒に食べましょう。

材料

納豆……１パック
ブロッコリー……６房
切り干し大根……30g
しょうゆ……小さじ２
塩麹……小さじ２
くるみ……４粒
レモン果汁……大さじ１

作り方

❶ ブロッコリーを小房に分けてさっと茹で、お好みの大きさに割く。
❷ さっと洗った切り干し大根にレモン果汁をもみこみ、納豆としょうゆを混ぜ合わせておく。
❸ ボウルに、納豆、ブロッコリー、切り干し大根、くだいたくるみと塩麹を入れて、和えながら好みの味付けにする。

Point
ブロッコリーは沸騰した湯にひとつまみの塩をいれて１～２分で茹でられます。常温で粗熱をとりましょう。

美白レシピ

Whitening Recipe

赤パプリカの黒酢和え

肌の奥まで届くアミノ酸を含む黒酢と、ビタミンＣの豊富な赤パプリカでメラニンをコントロールするレシピです。赤パプリカは夏野菜ですが、年中手に入りますので、ぜひ試してみてください。

◌ 材料

赤パプリカ……１個
キャベツ……２枚
白ゴマ……大さじ１

Ａ
黒酢……大さじ１～
味噌……小さじ２～
塩……ひとつまみ～

◌ 作り方

❶ 赤パプリカを薄切りに、キャベツを千切りにする。
❷ ボウルに赤パプリカ、キャベツ、白ゴマ、Ａを入れ和える。

Point
赤パプリカは存在感のある食材なので、慣れない人はかなり薄切りにしたほうがおいしく食べられますよ。

大豆とニンジンのミニハンバーグ

女性ホルモンアップに欠かせない大豆製品とビタミンAの豊富なニンジンのメニュー。食感をアップするためにくるみを加え、食べ応えも出しました。ナツメグはなくてもおいしくできますが、あるとより「ハンバーグらしく」仕上がります。

材料

水煮大豆……1/2カップ
木綿豆腐……1/6丁
タマネギ……1/4個
椎茸……2個
ニンジン……1センチ
くるみ……4粒
ナツメグ……適量
塩・コショウ……適量

〈てりやきソース〉
みりん……大さじ1
しょうゆ……大さじ1
米粉……小さじ2
水……1/4カップ

作り方

❶ オーブンを200℃に温め、フードプロセッサーに水煮大豆、ニンジン、椎茸、タマネギを入れ、なめらかになるまでまわす。
❷ ❶に水切りした豆腐、くるみ、ナツメグ、塩、コショウを加え、さっとまわして混ぜ合わせる。
❸ ❷をフードプロセッサーから取り出してお好みの大きさに成型し、200℃のオーブンで20分焼く。
❹ 鍋にAを入れ、とろっとするまで火にかけてソースをつくる。
❺ 器にハンバーグを盛りつけ、❹をかける。

Point
豆腐をしっかり水切りしないと水っぽくなってしまうので、注意してくださいね。

シワを増やさないレシピ

Ageless Recipe

美肌ナムル

ニンジン、ほうれん草のビタミンA、キャベツのビタミンC、亜麻仁油のビタミンE、という若返りに必須のビタミンACEが一緒にとれるレシピです。お肌の質を整えたいと思うときは色味に注目して、2色以上あるメニューを考えると効果が高くなります。ほうれん草の代わりに青梗菜、小松菜でも美味です。その場合は茹でずに生でもできます。

◌ 材料

ニンジン……2センチ
キャベツ……2枚
ほうれん草……4株
レモン果汁……小さじ2

A
亜麻仁油……大さじ1～
塩麹……小さじ2～
塩・コショウ……適量

◌ 作り方

❶ ニンジンを千切りにし、レモン果汁をもみこむ。
❷ キャベツを千切りに、ほうれん草はさっと茹で、水気を切ってから3センチ幅に切る。
❸ ボウルにニンジン、キャベツ、ほうれん草を入れ、Aを加えさっと和えて味を整える。

Point
ニンジンにしっかりとレモン果汁をもみこむと、甘みが引き出されておいしくなります。ニンニクをすりおろして加えるとナムル感アップ！

ヘアケアレシピ

Hair Care Recipe

シンプルひじき炒め

不足しがちな鉄分、カルシウムを含むひじき、黒ゴマは、継続して摂取することで身体の調子を芯から整えてくれます。ひじきの磯臭さが気になる場合は、お湯でもどした後に水で洗ってあげると改善します。自然の甘みで、油も砂糖も不使用のレシピです。

◌ 材料

乾燥ひじき……ふたつまみ
タマネギ……１個
黒ゴマ……大さじ１
のり……１枚
しょうゆ……小さじ１～
塩……ひとつまみ
水……大さじ２～

◌ 作り方

❶ 乾燥ひじきを湯でもどし、タマネギを薄切りにする。
❷ 鍋に水とタマネギを入れて塩をふり、甘くなるまで弱火で蒸し煮（ウォータースチーム）する。水気がなくなりそうになったら、適宜鍋肌から水を加えて焦がさないように。
❸ 水気を切ったひじきとしょうゆを鍋に加え、ひと混ぜして１～２分蒸し煮にする。
❹ ❸にちぎったのり、ゴマを加えてひとまぜする。

Point
タマネギを甘くなるまで蒸し煮にすることがポイントです！

赤と緑のおから

食物繊維の宝庫のおからと、ニキビの原因をとり除くカラフル野菜の合わせ技。身体の老廃物を排泄するために、腸のお掃除役のおからを活用します。アーモンドを加えて食感をよくし、ビタミンEをとりながら血流と身体の代謝を高めます。小松菜は茹でても生でも可。

◌ 材料

おから……1/2 カップ
小松菜……３株
トマト……１個
アーモンド……６粒

A
豆乳……1/4 カップ
ショウガ……１かけ
味噌……小さじ２～
酢……小さじ１～
塩・コショウ……適量

◌ 作り方

❶ 小松菜を１センチ幅に切り、トマトを一口サイズに切る。ショウガをすりおろして、アーモンドを粗くくだいておく。
❷ ボウルに、おから、小松菜、トマト、アーモンドを入れ、Aをすべて加え味を整える。

Point
おからは、そのままだと少しパサつくので、豆乳を加えてしっとり感をだすのがコツ。

ゴボウと豆腐のお好み焼き

ゴボウとキャベツの不溶性食物繊維、ワカメとのりの水溶性食物繊維で腸内環境を整えます。どちらも手軽にとれるジャンクレシピ。グリルすることで油をひかえ、豆腐マヨネーズとトマトピューレを混ぜることで簡単に濃厚に仕上げることができます。

◌ 材料

木綿豆腐……1/2丁
ゴボウ……10センチ
キャベツ……1枚
のり……2枚
乾燥ワカメ……ひとつまみ
ニンニク……1かけ
ショウガ……1かけ
塩・コショウ……適量
トマトピューレ……大さじ2

A 豆腐マヨネーズ
木綿豆腐……1/3丁
味噌……大さじ1
酢……大さじ1

◌ 作り方

❶ オーブンを200℃に温め、木綿豆腐をしっかり水切りし、ゴボウをささがき、キャベツを千切りにする。ニンニクとショウガはすりおろして、乾燥ワカメは湯でもどす。フードプロセッサーにAを入れてまわす。

❷ ボウルに豆腐、ゴボウ、キャベツ、ニンニク、ショウガ、ちぎったのり、塩・コショウを入れて混ぜ、成形する。

❸ 200℃のオーブンで20分グリルしたら器に盛り、トマトピューレとAをかけて、もどしてよくしぼったワカメをのせる。

Point
腸を綺麗にしてくれる最強のレシピです。ゴボウのささがきはスライサーでもOK！

がっつりレシピ

Volume Recipe

美肌促進グリーンカレー

ダイエット中はNGのカレーでも、油不使用の濃厚カレーなら大丈夫。美肌の源、青菜をたっぷり使います。このカレーは満足感がありながらも太る要素は皆無。トマトの抗酸化成分リコピンもたっぷり摂取でき、若返りが期待できます。

◌ 材料

タマネギ……1/2個
ほうれん草……6株
椎茸……3個
豆乳……1/2カップ
ニンニク……1かけ
ショウガ……1かけ
カレー粉……大さじ1～
トマトピューレ……1/2カップ
味噌……大さじ1～
塩……ふたつまみ
水……1/4カップ

◌ 作り方

❶ タマネギ、椎茸を薄切りにし、ニンニク、ショウガをすりおろし、ほうれん草はさっと茹でる。

❷ フードプロセッサーにほうれん草、豆乳を入れ、回す。

❸ 鍋に焦げ付き防止の水と、タマネギ、椎茸、ニンニク、ショウガ、塩、カレー粉を入れ、タマネギがしんなりするまで弱火で蒸し煮（ウォータースチーム）する。

❹ ❸に❷と水を1/4カップ入れ、トマトピューレを加えてひと混ぜし、沸騰したら弱火におとす。

❺ 最後に溶いた味噌を加え、30秒程度弱火にかけて味を整える。

Point
仕上げにココナッツオイルをプラスすると、より濃厚になるのでお試しあれ♪

木下あおい Aoi Kinoshita

(社)日本インナービューティーダイエット協会代表。

インナービューティープランナー、管理栄養士として、女性が内側から美しくなるための食事を発信している。

自身が運営するインナービューティーダイエット専門料理教室bijouでは、「腸」をキーワードに野菜中心・発酵調味料を用いたレシピを伝え、3ヵ月で−5キロ、−10キロ綺麗に痩せる生徒が続出している。

その他、TVや雑誌などに多数出演している。

雑誌「美的」、「anan」など、連載も多数もっている。

既著に『美人はコレを食べている。』他、多数。

木下あおいオフィシャルサイト http://aoi-kinoshita.com/
木下あおいオフィシャルブログ http://ameblo.jp/aoi-kinoshita/

STAFF

photo 森 豊
Styling 梶山葉月
Hair&Make 井上紗矢香(AFLOAT)
Manager 阪口公一、小林舞子(株式会社ケイダッシュ)
Executive Producer 谷口元一(株式会社ケイダッシュ)

美人《びじん》は「食《た》べて」綺麗《きれい》になる。

この栄養素《えいようそ》があなたをつくる

2014年11月5日 第1刷発行
2014年11月10日 第2刷発行

著　者 木下《きのした》あおい
発行者 佐藤　靖
発行所 大和《だいわ》書房
東京都文京区関口1-33-4
電話 03-3203-4511

カバーデザイン 水戸部功
本文デザイン 荒井雅美（トモエキコウ）
編集協力 山口佐知子
本文印刷所 信毎書籍印刷
カバー印刷所 歩プロセス
製本所 ナショナル製本

ISBN978-4-479-78297-1

http://www.daiwashobo.co.jp